Guía de Urgencias Pediátricas en Atención Primaria

Asociación Española de Médicos Internos Residentes

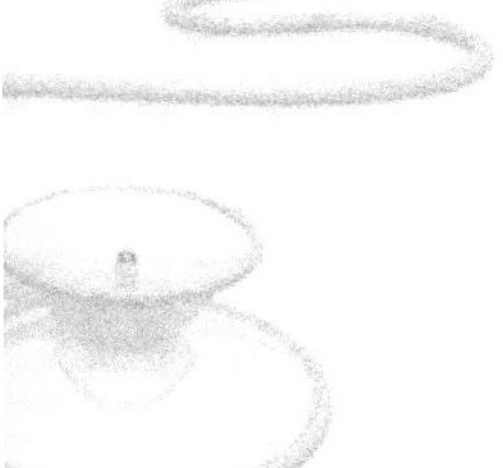

Publicado por:
Internet Medical Publishing

Título Original de la Obra: *Guía de Urgencias Pediátricas en Atención Primaria.*

Coordinador Editorial: Francisco Javier del Castillo Tirado.

ISBN 13: 978-1482521665
ISBN 10: 1482521660

Diseño interiores y portada: Elizabeth Log
design@imedpub.com

Maquetación: David Márquez
david.maquetacion@gmail.com

Versión editada por: **Internet Medical Publishing**
info@imedpub.com
http://imedpub.com/

Primera Edición **2013**

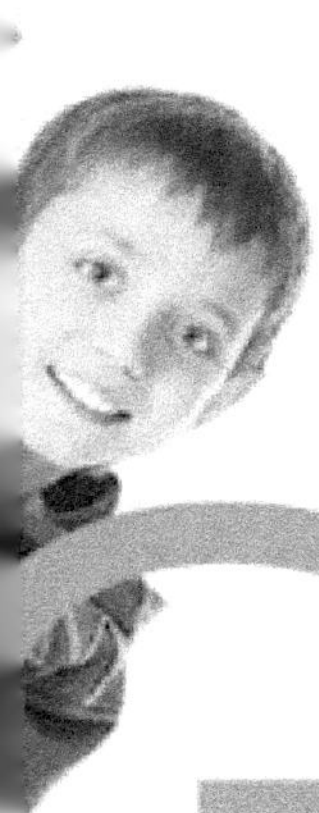

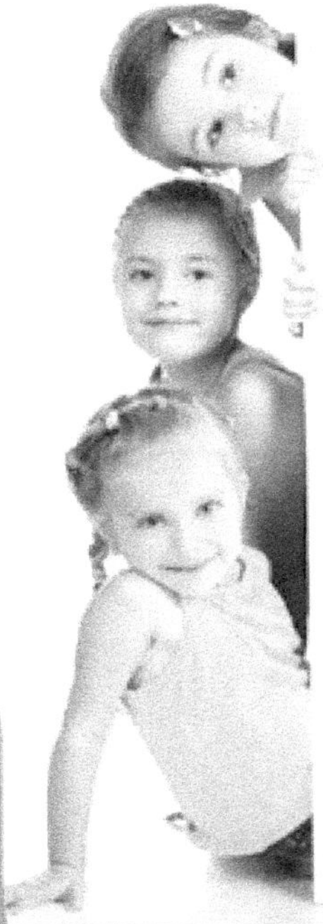

Guía DE URGENCIAS PEDIÁTRICAS en ATENCIÓN PRIMARIA

Asociación Española de Médicos Internos Residentes

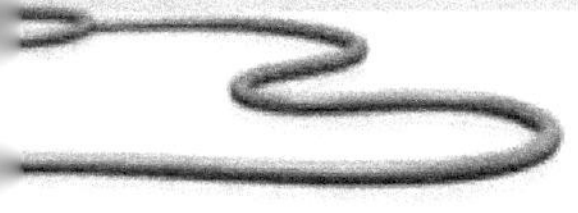

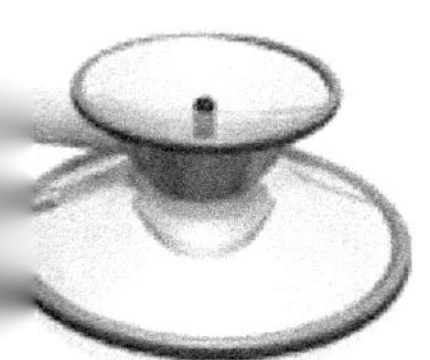

Publicado por:
Internet Medical Publishing

Índice de autores

Alberto Aliaga Verdugo. MIR 4 Endocrinología y Nutrición. Hospital Universitario Virgen del Rocío. Sevilla.

Alberto Amador Gil. MIR 4 Radiodiagnóstico. Hospital Universitario Virgen de Valme. Sevilla.

Alberto Manuel Márquez López. MIR 3 MFyC. CS San Felipe. Jaén.

Ana Isabel González Espín. Facultativo Especialista Adjunto Pediatría. Complejo Hospitalario de Jaén.

Ana María Pozo Cascajosa. MIR 3 MFyC. CS Virgen de la Cabeza. Andújar. Jaén.

Andrés Moreno Corredor. Médico de Familia. Coordinador de la Unidad Docente de Medicina Familiar y Comunitaria de Jaén.

Antonio Jesús Martínez Ortega. MIR 4 Endocrinología y Nutrición. Hospital Universitario Virgen del Rocío. Sevilla.

Aurelio López de la Cova Peña. EBAP Medicina Familiar y Comunitaria. CS Virgen de la Capilla. Jaén.

Begoña García Hidalgo. MIR 1 MFyC. C.S. Virgen de la Capilla. Jaén.

Carmen Calahorro Valdivia. EBAP Medicina Familiar y Comunitaria. C.S. Virgen de la Capilla. Jaén.

Carmen Espín Quirante. EBAP Pediatría. CS. Virgen de la Capilla. Jaén.

Carmen María García Ortiz. Diplomada Universitaria Enfermería. Hospital Mateu Orfilia de Mahón. Menorca

Elena García Víctori. MIR 4 Pediatría y áreas específicas. Hospital Universitario Virgen del Rocío. Sevilla.

Emilio García García. FEA Endocrinología Pediátrica. Hospital Universitario Virgen del Rocío. Sevilla.

Eva María Gómez Ortiz. Diplomada Universitaria en Enfermería. Complejo Hospitalario Jaén.

Eva María Pérez Rama. MIR 2 MFyC. C.S. Virgen de la Capilla. Jaén.

Fernando Urbina Capdepont. Diplomado Universitario Enfermería. Diplomado Universitario Podología. Sevilla.

Francisco Javier del Castillo Tirado. MIR 3 MFyC. C.S. Virgen de la Capilla. Jaén.

Francisco Javier Valverde Bolívar. Médico de Familia. Técnico de Salud de la Unidad Docente de Medicina Familiar y Comunitaria de Jaén

Ignacio Nogales Palomeque. MIR 2 MFyC CS Virgen de la Capilla. Jaén.

Manuel del Castillo Hernández. FEA Medicina Interna. Complejo Hospitalario de Jaén.

María Navas Avellaneda. MIR 1 MFyC. C.S. Virgen de la Capilla. Jaén.

María Cruz García Muñoz. Diplomada Universitaria Enfermería. Enfermera Pediátrica Hospital Alto Guadalquivir. Andújar. Jaén.

María Dolores Alcalde Molina. EBAP Medicina Familiar y Comunitaria. CS Virgen de la Capilla. Jaén.

María Dolores Jiménez Guerrero. MIR 2 MFyC CS Virgen de la Capilla. Jaén.

Margarita Fátima Velasco Pérez de Siles. Diplomada Universitaria en Enfermería. Hospital Alto Guadalquivir. Andújar. Jaén.

Miguel Ángel Martínez Montes. EBAP Pediatría. CS Belén y San Roque. Jaén.

Pilar Segura Torres. Unidad de Hipertensión Arterial. Servicio de Nefrología. Complejo Hospitalario de Jaén.

Rafael López Puertas. EBAP Medicina Familiar y Comunitaria. CS Virgen de la Capilla. Jaén.

Ramiro Aguilera Tejero. EBAP Medicina Familiar y Comunitaria. CS Virgen de la Capilla. Jaén.

Raúl Cordero Muñoz. EBAP Pediatría. CS Virgen de la Capilla. Jaén.

Raúl Illanes Leiva. FEA Urgencias Hospital Alto Guadalquivir. Andújar. Jaén.

Rosa Ana del Castillo Tirado. EUE Cruz Roja. Sevilla.

Rosa María Cazallas Casado. MIR 2 MFyC. CS Virgen de la Capilla. Jaén.

Sofía Vargas Iglesias. MIR 1 MFyC. CS El Juncal. Sevilla.

Tania Ortiz Puertas. MIR 3 MFyC. CS Belén y San Roque. Jaén.

Índice Temático

Introducción

Es para mí un honor y una oportunidad, que me brinda el coordinador de este manual, el poder participar en su composición.

Son ya muchos años los que me unen con la docencia, casi todos como tutor, y estos últimos como Coordinador y Jefe de Estudios de la Unidad Docente (UD), en ellos he tenido la oportunidad de asistir o participar en tres publicaciones promovidas por MIR, hace ya muchos años fue la primera, aquel manual trataba sobre diagnóstico y diagnóstico diferencial de los síndromes más frecuentes en el adulto y vistos en urgencias.

La segunda obra, hace tan solo dos años, y ya en la cultura digital, otra publicación en donde los MIR recogían los trabajos, en forma de casos clínicos reales, que formaban el producto del curso de atención al adolescente.

Y en tercer lugar, esta Guía Práctica de Pediatría en Urgencias de Atención Primaria.

Como he dicho en mi primera frase, me honra doblemente el poder participar, aunque sea en la fachada de la obra, y digo esto porque simplemente en sí la iniciativa es más que loable, y en ella participan un nutrido grupo de médicos y médicas residentes de esta UD, con esto ya es razón para sentir satisfacción y orgullo. Pero no queda ahí la cuestión. Es inevitable, en estos tiempos que nos ha tocado, el pasar sin hacer referencia a los efectos de la crisis económica sobre el sistema sanitario y más concretamente sobre la función de formación y aprendizaje. Cuando los vientos que corren son de recortes e inestabilidad y por razones espúreas se enturbian las funciones docentes con demandas laborales el presenciar iniciativas de este tipo, que obviando o sobreponiéndose al contexto ,son capaces de proponer y desarrollar este tipo de trabajo cooperativo no queda más remedio que felicitarlos y felicitarnos , pues son este tipo proyectos los que transmiten energía y son una brisa de aire fresco que renueva esfuerzos y capacidades, poniendo su grano de arena contra la lamentable caída de brazos.

Normalmente las guías y manuales , hasta ahora, elaboradas por MIR o especialistas de Medicina de Familia ya formados, solían responder a necesidades de atención en el adulto en sus distintas etapas vitales, pero esta guía, también es novedosa en lo que supone que son los propios

MIR los que hacen la revisión de los temas en el área de pediatría. Esto responde a varias cuestiones, una como expresión de la madurez y capacidad de autoaprendizaje que caracteriza a nuestro sistema docente, dos como particular capacidad de respuesta a los problemas de salud de una etapa vital compartida con los especialistas en pediatría, no solo durante la residencia sino también en el futuro campo laboral, y finalmente como un apoyo y herramienta útil en su rotación por las urgencias de pediatría y los DCCU.

Revisando los temas que componen este manual es fácil observar que su contenido y utilidad no queda limitado a la atención urgente pediátrica, sino que también sirve para cuando la guardia en urgencias deje de ser ese gran hito en el transitar de la formación y vaya cobrando relevancia el sosiego y madurez del final de la residencia e inicio de la nueva etapa laboral en su Centro de Salud. Enhorabuena

Andrés Moreno Corredor
Jefe de Estudios de la UDMFyC.Jaén

Prólogo

La tarea de prologar un libro, una guía de urgencias de pediatría para médicos que trabajan en atención primaria en este caso, no es fácil. Sobre todo porque los párrafos de la introducción deben estar, al menos, a la altura del contenido de lo que se va a presentar y hacerlo de forma amena y veraz.

Es bastante frecuente que el lector obvie estas primeras páginas al inicio de la lectura y solo si al finalizar la misma ha sido satisfactoria procede a leer el prólogo. Espero y deseo que éste sea el caso.

No tendría sentido justificar la participación de pediatras en una guía de pediatría. Si tuviéramos que justificar la participación de médicos de familia en la elaboración de la guía sería fácil, porque si existe una especialidad médica compleja, difícil de abarcar, que atiende a pacientes de lo más variados y en su entorno natural, con una visión holística e integradora, ésa es la Medicina de Familia. Es por esto que la atención sanitaria de la edad pediátrica no puede ser ajena a la formación de un médico de familia. Tampoco se nos puede escapar que, sobre todo en el medio rural, las urgencias son atendidas casi en exclusiva por médicos de familia y esta guía profundiza en los problemas más frecuentes que vamos a ver y atender en las urgencias extra hospitalarias.

¿Y cómo a un osado grupo de residentes de familia y pediatras se les ocurre elaborar una guía por y para el primer nivel asistencial? Sobre todo, cuando la Atención Primaria es minusvalorada, acusándonos a veces de ser "especialistas en mocos".

Es nuestra intención no caer en la definición que el maestro Ortega y Gasset hacía del especialista: "*antes los hombres podían dividirse, sencillamente, en sabios e ignorantes, en más o menos sabios y más o menos ignorantes. Pero el especialista no puede ser subsumido bajo ninguna de esas dos categorías. No es un sabio, porque ignora normalmente cuanto no entra en su especialidad ¡pero tampoco es ignorante, porque es aún hombre de ciencia y conoce muy bien su porciúncula de universo! Habremos de decir que es un sabio ignorante, cosa sobremanera grave, pues significa que es un señor el cual se comportará en todas las cuestiones que ignora, no como un ignorante, sino con toda la petulancia de quien en su cuestión especial es un sabio.*"

No es precisamente la petulancia lo que ha llevado a un grupo de compañeros a realizar un trabajo que me atrevo a calificar de serio, riguroso y sobre todo útil para la asistencia de pacientes pediátricos en el contexto de la urgencia extra hospitalaria, donde sigue siendo prioritario llegar a comprender la importancia de la dolencia de nuestro enfermito y de su familia casi siempre representada por la figura materna.

El objetivo de esta guía no es otro que ayudar a acotar la incertidumbre que, inherente a nuestro trabajo diario en la consulta, adquiere otra dimensión en la asistencia que es solicitada de forma inmediata y con una carga emocional de angustia que no debemos olvidar. En muchas ocasiones no podremos llegar a un diagnóstico médico "al uso", no será posible transformar la dolencia en enfermedad, lo que no nos exime de elaborar un plan de actuación adecuado, y es por esto que los títulos de los capítulos de la guía no definen enfermedades.

La mayoría de los capítulos están elaborados por residentes de distintos años de medicina de familia, algunos de ellos han sido escritos por pediatras. La supervisión de los contenidos la han hecho pediatras que no solo conocen profundamente las características de la Atención Primaria, por trabajar en nuestro medio, sino que están seriamente implicados en la formación de residentes de su especialidad y de la nuestra.

Me gustaría mencionar en unas líneas el agradecimiento a todos los participantes en la elaboración de esta guía. Una de las mayores satisfacciones profesionales que puede tener cualquier médico es ser tutor de la formación de un compañero, ya que la relación tutor-residente es una simbiosis pura donde hay, al menos, tres beneficiados: el tutor, el residente y la sociedad. Quiero terminar expresando mi sano orgullo de que bastantes capítulos de la guía hayan sido escritos por residentes que se están formando en nuestro Centro de Salud.

Ramiro Aguilera Tejero. Tutor coordinador de residentes en Centro de Salud Virgen de la Capilla. Jaén.

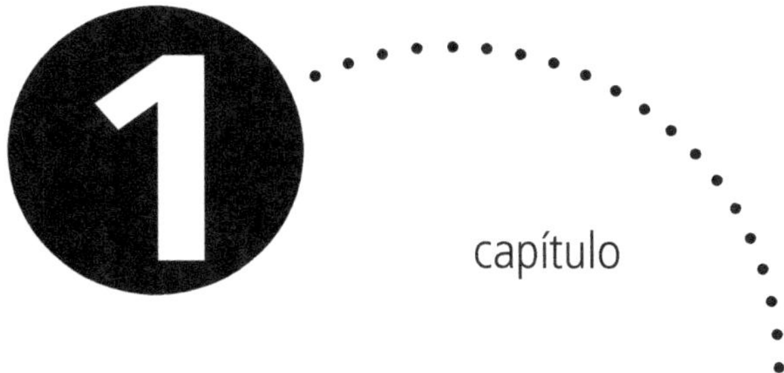

RCP básica e instrumentalizada en Pediatría

1. Conceptos generales

Definimos parada cardiorrespiratoria (PCR) como el cese brusco y potencialmente reversible de la actividad mecánica del corazón y la ventilación espontánea. En los niños, las enfermedades respiratorias son las que con más frecuencia producen PCR, seguidas de las de origen cardiaco, el shock o alteraciones neurológicas.

Actualmente, si bien la incidencia de PCR en niños es difícil de cuantificar, sí sabemos que el pronóstico suele ser malo (0-23% de supervivencia). Los factores más importantes que determinan su supervivencia y calidad de vida tras la PCR son: el estado clínico previo, el mecanismo desencadenante, el tiempo transcurrido hasta la realización de la RCP, y sobre todo la duración y calidad de las maniobras y cuidados intensivos postreanimación.

Estas maniobras tienen el fin de sustituir la función cardiaca y respiratoria de un niño que se encuentra en PCR, pudiendo distinguirse un uso básico (sin emplear material específico ni farmacológico, y manteniendo por tanto el flujo sanguíneo y aéreo hasta que el niño pueda recibir un tratamiento más adecuado), y avanzada (tratamiento farmacológico e instrumentalizado).

2. Importancia de la RCP en Atención Primaria

Desde el punto de vista de la atención primaria en pediatría, se debe informar a los padres y/o cuidadores del niño de:

- Las medidas preventivas oportunas para evitar el SMSL (Síndrome de muerte súbita del lactante) como son: evitar el decúbito prono, así como el tabaquismo de los padres y la presencia de elementos en la cuna (como son almohadas, edredones, etc); amamantar al niño y mantener la habitación a temperatura media de 20-22°.
- Evitar los accidentes domésticos que con mayor probabilidad pueden producir PCR (enchufes, caídas, ahogamiento, etc).
- Los padres finalmente, deberían ser instruidos en la realización de las maniobras de RCP básicas, especialmente aquellos cuyos hijos presenten enfermedades respiratorias y/o cardiacas conocidas.

En el ámbito de la atención primaria, el pediatra y el médico de familia deben estar instruidos correctamente en las maniobras de RCP tanto básicas como avanzadas, y es su deber aplicarlas en el caso de asistir a una PCR pediátrica (en el caso de las maniobras avanzadas, se aplicarán dependiendo de las posibilidades de acceso al material oportuno en el centro de trabajo donde se encuentre).

3. Maniobras de RCP. Algoritmos

3.1 RCP básica

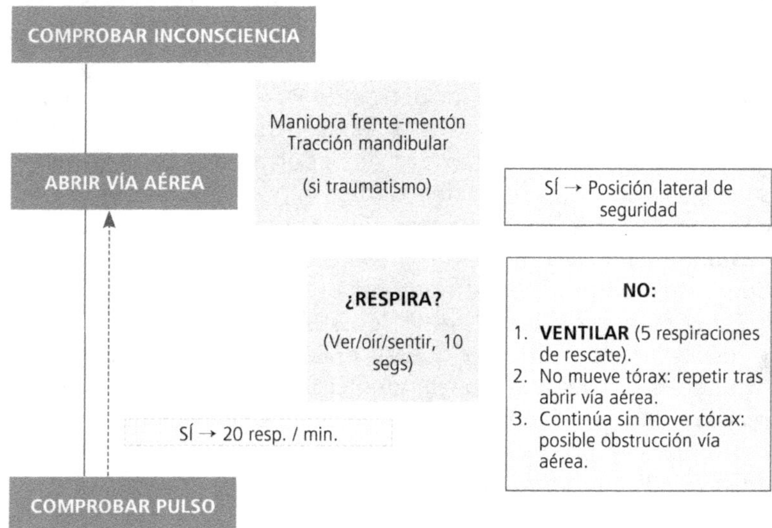

3.1.1 Obstrucción de la vía aérea (cuerpo extraño)

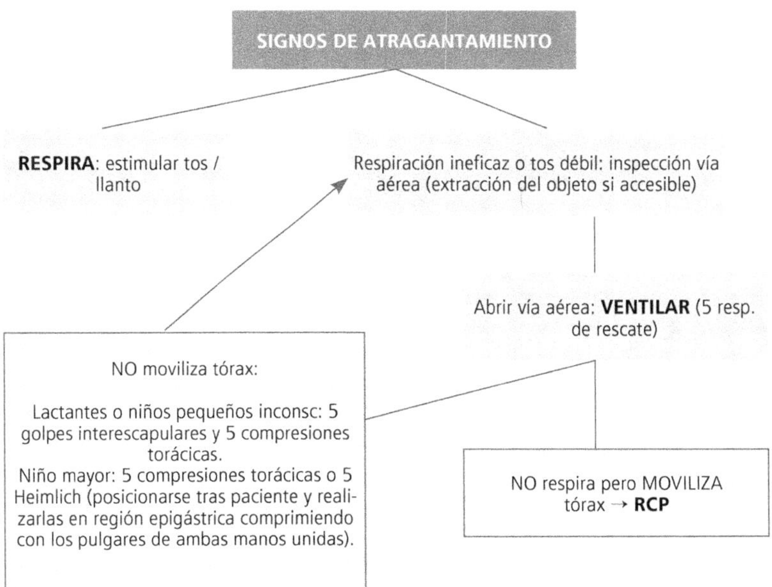

3.1.2 Maniobras según edad

	Recién nacido	< 12 meses	1-8 Años	> 8 años
Pulso	Braquial		Carotídeo	
Ventilaciones	Boca a boca-nariz		Boca a boca	
	30-40/min	20-25/min	15-20/min	12/min
Compresiones	1-1,5 cm (prof) con pulgares	1,5-2,5 cm con anular y medio	2,5-3,5 cm con torso de mano	3,5-5 cm con torso de ambas
		120/min	100/min	80-100/min
	3 compr/ 1 vent	5/1		15/2 (1 pers) 5/1 (2 pers)

3.2 RCP avanzada

3.2.1 Vía aérea / ventilación

Abrir vía aérea	• Introducción cánula Guedel • Aspirar secreciones
Ventilar con bolsa autoinflable (FiO2: 90%, 15L/min)	• < 2 años: 500 cc • > 2 años: 1600-2000cc
Tubo endotraqueal	< 6 méses: 3.5mm > 6 meses: 4 mm > 1 año: 4 + (edad en años/4). [> 8 a: con balón]. cm a introducir: nº tubo x 3

3.2.2 Medicación / tratamiento farmacológico y eléctrico

A) Vía de elección.

Importante:

1° elección:	2° elección:	Reposición líquidos:
- Venosa periférica supradia-fragmática. - Intraósea (lactantes)	- Inraósea (<6 años: meseta tibial; > 6 años: maleolo tibial). - Endotraqueal (Lidocaína, Adrenalina, Naloxona, Atropina). - Centrales (Vena femoral).	- SSF a 20ml/kg en < 20 min (hasta 2 bolos). - Seroalbúmina al 5% (tras fracaso de bolos de SSF).

En caso de usar la vía endotraqueal (ET), se deberá impulsar la medicación con aire en la jeringa y realizar 5 hiperinsuflaciones con la bolsa autoinflable.

Los expansores de volumen se usan en casos de hipovolemia o

actividad eléctrica sin pulso (en ésta última se deberá descartar a su vez la existencia de: hipovolemia, hipotermia, neumotórax a tensión, taponamiento cardíaco, intoxicaciones o alteraciones electrolíticas). Durante las infusiones, en aquellas mayores de 60ml/kg se deberá utilizar una vía central y monitorizar la presión venosa central.

B) Fármacos más usados y tratamiento eléctrico.

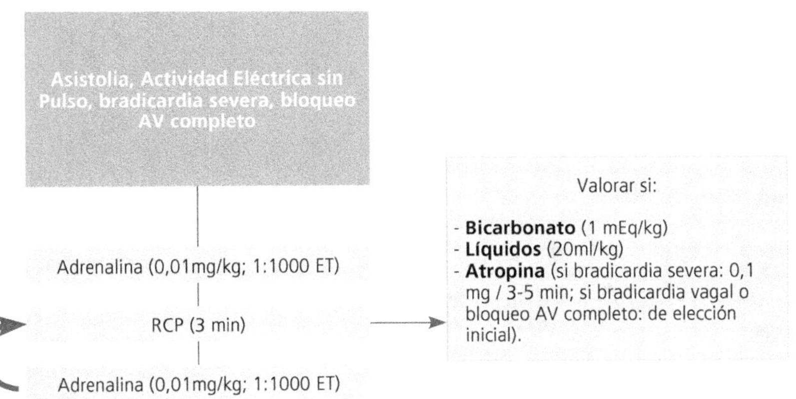

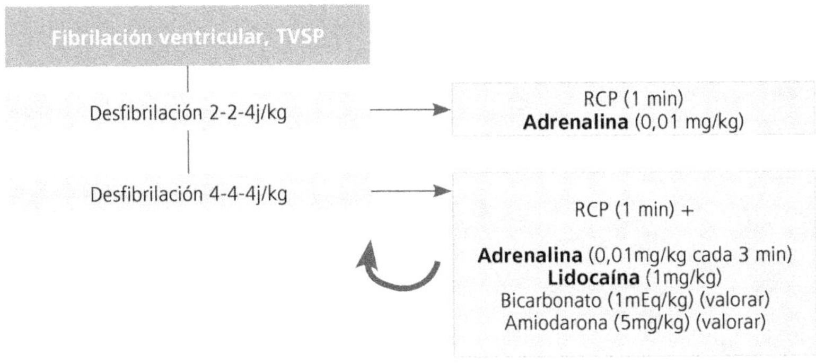

Bibliografía

Serrano, M; Delgado, MA. Parada cardiorrespiratoria. En: JA. Ruiz Domínguez y cols. Manual de diagnóstico y terapéutica en pediatría. Madrid: Editorial Publimed, 2003; p. 185-196.

Calvo, C; Delgado, M.A.; García, L; López Herce, J; Loscertales M, et al. (1995): Normas de reanimación cardiopulmonar básica y avanzada en pediatría (1° parte). An Esp Pediatr. 43: 245-251.

Calvo, C; Rodríguez Núñez, A; López Herce, J; Márquez Martínez. (1999): Grupo Español de RCP Pediátrica y Neonatal: Reanimación Cardiopulmonar básica en Pediatría. An. Esp Pediatr. 51: 409-416.

Burón E. Paisán Grisolía y Grupo Español de RCP Pediátrica y Neonatal. An. Esp. Pediatr., 1999; 51:717-22.

Sofía Vargas Iglesias.
Elena García Víctori.
Alberto Amador Gil

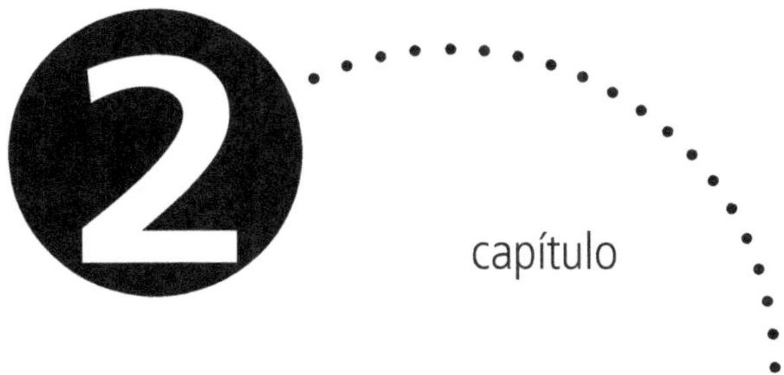

Exploración física en pediatría

1. Introducción

La exploración física es la herramienta fundamental para el diagnóstico en pediatría. Para realizar una correcta exploración física es preciso tener un esquema general, que puede adaptarse en cada caso particular. En el niño es importante realizar siempre una exploración completa, por regiones.

Empezaremos con una impresión general, mientras se realiza la anamnesis, en la que podemos valorar el tipo constitucional, el estado de salud o enfermedad y, dentro de ésta, si hay o no gravedad; la conducta, comunicación social y el grado de higiene y cuidados. Para valorar el grado de enfermedad podemos comprobar la existencia de palidez o cianosis, deshidratación o shock o alteración del nivel de consciencia.

Seguiremos con una inspección, que siempre que sea posible y sobre todo en recién nacidos, lactantes y niños más pequeños, debe realizarse con el niño desnudo. Valoraremos aspecto general (si presenta o no buen estado general), actitud, posición, facies (presencia de rasgos dismórficos), estado de piel y mucosas visibles (coloración, hidratación de piel y mucosas, presencia de exantemas o petequias), impresión sobre estado nutricional, crecimiento y estado del sensorio.

Un crecimiento anormal puede ser la primera manifestación de enfermedad, por lo que se debe determinar y representar el crecimiento en las gráficas de percentiles (peso y talla en niños o peso, longitud y perímetro cefálico en lactantes).

El examen por regiones es el más aconsejable en pediatría, ya que resulta más cómodo (tanto para el niño como para el médico), más completo y evita omisiones. Se exploran sucesivamente cabeza (especial atención a la fontanela del recién nacido y lactante), cuello (presencia de adenopatías), tórax y abdomen. Los genitales, aparato locomotor y sistema nervioso se explorarán si la índole de la enfermedad lo requiere. Se aconseja empezar la exploración por la auscultación (ya que al inicio el niño suele estar más tranquilo) y finalizarla por la exploración de cavidad oral y oídos (por ser más desagradable).

2. Exploración general

- Valorar **ESTADO GENERAL**, hidratación de piel y mucosas, y perfusión tisular (el relleno capilar debe ser menor de 2 segundos).
- Valorar **RESPIRACIÓN**: presencia o no de cianosis (se valora fácilmente en región peribucal), taquipnea, tiraje (subcostal, intercostal y supraesternal), quejido o aleteo. La disfonía y el estridor inspiratorio sugieren afectación de vía respiratoria superior.

Edad	Frecuencia respiratoria normal (respir/min)	Taquipnea
Recién nacidos	30-50	>60
Lactante	20-40	>50
Niños pequeños	20-30	>40
Niños mayores	15-20	>30

- Valoración de **PIEL**: observar si presencia de exantemas (enfermedades exantemáticas, estafilococia...) y petequias (pueden ser indicio de sepsis).
- Valoración de **FONTANELA** en recién nacidos y lactantes (la posterior suele cerrar entre el 3° y 4° mes, y la anterior entre los 12 y 18 meses), o signos meníngeos en el niño.
- Exploración de **ADENOPATÍAS** cervicales, axilares e inguinales, principalmente.
- **PULSOS PERIFÉRICOS**: deben ser palpables y simétricos. Ausencia de pulsos femorales o pulsos femorales más débiles indican coartación de aorta. Pulsos saltones son indicativos de conducto arterioso persistente.
- **EXPLORACIÓN CARDIACA**: Auscultación cardiaca, prestando especial atención a la frecuencia cardiaca (la taquicardia puede ser indicativa de cuadro séptico o enfermedad grave) y soplos (son características de un soplo importante: fuerte, que irradia

a zona precordial y espalda, presencia de frémito, pansistólico, todo soplo diastólico, acompañado de otros signos cardiacos anormales).

Edad (años)	Frecuencia cardíaca normal (latidos/min)
< 1	110-160
2-5	90-120
5-12	80-110
>12	60-90

- **EXPLORACIÓN PULMONAR**: Auscultación pulmonar con adecuada ventilación bilateral, hipoventilación o ruidos patológicos (crepitantes, sibilancias...).
- **EXPLORACIÓN ABDOMINAL**: El abdomen debe ser blando y depresible, con presencia de peristalsis normal. Valorar presencia de masas (tumor de Wilms, neuroblastoma), hernias y hepato o esplenomegalia.

3. Exploración específica (según patología).

- **EXPLORACIÓN ORL**.
  - **Cavidad oral y garganta**: lesiones en mucosa, encías, pilares palatinos y amígdalas. Observar si la erupción dental es la que corresponde según la edad del niño. Descartar alteraciones de cierre bucal.
  - **Otoscopia**: no introducir demasiado el espéculo, y hacerlo hacia atrás y hacia abajo. Observar si existen alteraciones en el conducto auditivo, tímpano o presencia de cuerpos extraños.
  - **Fosas nasales**: descartar existencia de cuerpos extraños en caso de sospechar dificultad para inspiración nasal.

- **EXPLORACIÓN OCULAR**.
  - Examinar ojos, pupilas, iris y escleróticas.
  - Movimientos oculares completos y simétricos, existencia de estrabismo (hasta los 6 meses se considera normal), nistagmo o presencia de ptosis palpebral.
  - Reflejo rojo pupilar: Ambos reflejos deben ser simétricos. Tanto la aparición de puntos oscuros en el reflejo, como la asimetría, la ausencia de reflejo o la presencia de reflejo blanco son indicaciones de derivación al oftalmólogo infantil.

- **EXPLORACIÓN DERMATOLÓGICA**: La presencia de costra láctea se considera normal hasta los 12-18 meses. Observar si existen lesiones compatibles con dermatitis seborreica, dermatitis atópica, lesiones hiperpigmentadas (manchas café con leche, que en elevado número pueden indicar presencia de enfermedades neurológicas) o hipopigmentadas (que pueden aparecer en neurofibromatosis y la esclerosis tuberosa).

– **EXPLORACIÓN NEUROLÓGICA Y DEL DESARROLLO PSICOMOTRIZ**. En todos los niños debe hacerse una breve revisión neurológica y del desarrollo.
  - Función mental superior, audición, lenguaje y visión. Se valora por la descripción de los padres y la observación del niño, identificando la idoneidad del habla y el lenguaje, interacción social y copia, escritura y dibujo para su edad. Debe comprobarse que la audición y la visión son normales.
  - Funciones motoras. Se valorará fundamentalmente por la observación. En lactantes observar la posición y movimientos de las extremidades, tono y control de la cabeza. En niños, observar habilidades manuales y marcha.

Si es preciso se puede realizar una exploración más detallada:

– **Pares craneales**. Es difícil realizar una valoración completa en menores de 4 años:
  - II par: Valorar visión y pupilas.
  - III, IV y VI par: Movimientos oculares completos en planos vertical y horizontal (siguiendo la luz o un objeto llamativo).
  - V par: Apretar los dientes y mover la mandíbula de un lado a otro contra resistencia.
  - VII par: Cerrar los ojos con fuerza, sonreir, mostrar los dientes. Que no existan asimetrías faciales.
  - VIII par: Audición.
  - IX par: Observar que no haya desviación de úvula.
  - X par: Explorar si presenta disfonía o estridor.
  - XI: Elevación de hombros.
  - XII: Sacar la lengua y moverla de un lado a otro.

– **Tono**. La hipertonía de miembros y la posición de extensión del tronco pueden indicar alteración de vía piramidal (parálisis cerebral). La hipotonía es típica de miopatías y algunas enfermedades del SNC.

– **Fuerza**. Valorar movimientos contra gravedad.

– **Reflejos**. Explorar con el niño en posición relajada. Los reflejos exaltados se dan en trastornos piramidales; la ausencia de reflejos puede indicar lesión medular o trastorno neuromuscular. Los reflejos presentes en el neonato son:

- *Reflejo de Moro*: ante la sensación de caída, abducción de brazos y extensión de antebrazos con apertura de manos (1ª fase) seguido de adducción de brazos y flexión de antebrazos (2ª fase) (normal hasta los 6 meses). Si asimetría sospechar parálisis braquial superior (Duchenne-Erb) o hemiparesia, en cuyo caso deberá derivarse de forma inmediata a la unidad de rehabilitación.
- *Reflejo de succión*: normal hasta los 4 meses.
- *Reflejo de búsqueda*: la estimulación táctil de la zona superolateral del labio superior origina giro de la cabeza de un lado a otro y apertura de la boca.
- *Reflejo de marcha automática*: normal hasta el mes de vida.
- *Reflejo de prensión palmar*: normal hasta los 4 meses. Si asimetría sospechar de parálisis braquial inferior (Klumpke).
- *Respuesta a la tracción*: con las manos del niño cerradas sobre dedos del explorador traccionar hasta pasar del decúbito a sentado.
- *Reflejo cutáneo-plantar*: es normal en extensión.
- *Reflejo de Rossolino*: Flexión de dedos del pie por percusión en cara plantar de la 2ª falange.

– **Sensibilidad**.
– **Patrones de movimiento**. Observar la marcha normal, la carrera y la marcha de puntillas. Separar el talón del suelo al andar puede indicar lesión de la vía piramidal o trastorno neuromuscular. Una ampliación de la base de sustentación puede ser secundaria a un trastorno cerebeloso. Observar cómo se levanta el niño del suelo (signo de Gower en Distrofia muscular de Duchenne: levanta del suelo ayudándose de las manos, con las piernas totalmente extendidas).
– **Coordinación**. Niño con brazos estirados y ojos cerrados (observar desviaciones o temblor), prueba dedo-nariz, movimientos alternativos rápidos de manos y dedos, caminar sobre puntillas, talones, saltando sobre un pie.
– **Extremidades**: Masa muscular. La atrofia puede ser secundaria a mielomeningocele, parálisis cerebral, o enfermedad muscular. La hipertrofia de músculos de la pantorrilla puede indicar distrofia muscular de Duchenne.
– **Desarrollo psicomotor**: Siguiendo escalas como la de Denver.

– **EXPLORACIÓN GENITAL**.
  - **Niños**: Presencia de fimosis (suele desaparecer antes de los 3 años, derivar al urólogo si complicaciones antes de esta edad o si persiste tras la misma), hidrocele, hernias, testículos no descendidos (diferenciar de testículo en ascensor).
  - **Niñas**: Observar posible sinequia de labios menores.

– **EXPLORACIÓN MUSCULOESQUELÉTICA**.
- **General**: Inspección observando si restricción o dolor al movimiento, signos inflamatorios, disminución de masa muscular, deformidad ósea. Palpación (calor o dolor). Explorar los movimientos activos y pasivos.
- **Escoliosis**: pedir al niño que se incline hacia delante hasta tocar los dedos de los pies, y observar alineación de columna.
- **Displasia congénita de cadera**: acortamiento de miembro inferior y/o asimetría de pliegues cutáneos. Realizar maniobra de Ortolani (con rodillas flexionadas a 90° realizar abducción comprobando si existe resalte de cabeza de fémur), y maniobra de Barlow (maniobra contraria para observar si luxación de cabeza femoral). Realizar ecografía hasta los 3 meses, radiografía a partir de entonces en caso de ser necesario.
- Explorar **arco plantar** (pie plano se considera normal, un arco plantar aumentado puede indicar patología neurológica).
- **Pronación dolorosa (subluxación de cabeza del radio)**: el niño mantiene el brazo en pronación y con dolor a su movilización pasiva. Se reduce de forma urgente realizando extensión, supinación y posterior flexión del antebrazo.

Bibliografía

Manual de Neurología Infantil. A. Verdú, A. García, B. Martínez. 1ª edición. 2008.
Tratado Pediatría. M. Cruz, M. Crespo, J. Brines. 9ª edición. 2006.
Texto ilustrado de pediatría. T. Lissauer, G. Clayden. 1ª edición. 1998.
http://www.prematuros.cl/webjunio06/guiasserena/traumatismosparto.htm
http://www.aeped.es/sites/default/files/documentos/48.pdf

Elena García Víctori.
Sofía Vargas Iglesias.
Fernando Urbina Capdepont.

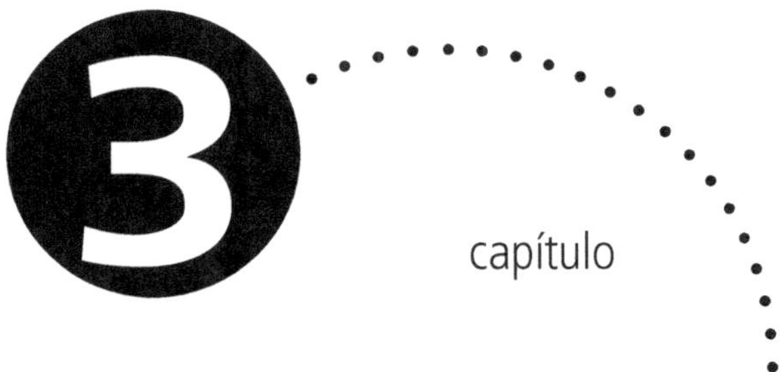

La entrevista clínica en pediatría

Introducción

La Entrevista Clínica es mucho más que una anamnesis por órganos y aparatos, a la que por otra parte estamos muy acostumbrados y se refleja en cada capítulo del libro. En ella se establece una interacción-relación médico-paciente, siendo en el caso de la pediatría aún más compleja, médico-paciente-padres. De forma casi inseparable podemos advertir una vertiente técnica, donde el médico aplica sus conocimientos para llegar a un diagnóstico, y una vertiente interpersonal de relación y comunicación humana, no podemos evitar "captar" como va vestido, el tono de voz, su comportamiento, modales, vocabulario etc. Por otro lado, no podemos conformarnos con la valoración aislada de los síntomas, esos síntomas se encuadran en una persona, con unas emociones, sentimientos, peculiaridades personales, encuadrado en una familia concreta, unos amigos, una vivienda etc, es decir es necesario un enfoque BIOPSICOSOCIAL.

Esta relación no sólo persigue conocer lo que le pasa al paciente para poder establecer una estrategia terapéutica, también fortalecer los vínculos profesional-paciente para mejorar los resultados en salud. Se ha demostrado que el buen manejo de la comunicación mejora la adherencia, la satisfacción, la confianza, la frecuentación e incluso hay menos reclamaciones y el profesional se protege del síndrome de "estar quemado". Posiblemente la comunicación sea la herramienta más poderosa del médico, sin embargo no siempre sabemos manejarla.

Es habitual escuchar que en urgencias no hay tiempo para hacer una entrevista clínica, "hay que ir al grano", lástima, porque seguramente la capacidad de resolver los casos sea menor en esos profesionales generando más demanda. Por otro lado (en condiciones normales) si dejamos hablar libremente a los pacientes no tardarán más de 2 minutos en contarnos todo lo que consideran importante de su dolencia (información muy valiosa que habitualmente no obtenemos por nuestra prisa en "saber como es el dolor" pongo por caso), pudiendo entonces dirigir nosotros la entrevista. Por supuesto hay que tener en cuenta la situación concreta y gravedad para ser más o menos flexibles en relación al tiempo.

Vamos a tratar de reflejar en pocos párrafos las habilidades y técnicas fundamentales en comunicación con las peculiaridades de la entrevista pediátrica y un esquema general de la entrevista. Para mayor profundidad remitimos a textos como Entrevista Clínica, Manual de Estrategias prácticas (Borrell, 2004) o La Consulta Interior (Neighbour, 1998).

Características básicas

La cordialidad y el respeto son exigibles por simple educación, además el manejo de la empatía, escucha y asertividad son características importantes en un buen comunicador:

Cordialidad y Respeto. Un tono amable, llamar al paciente por el nombre y/o estrecharle la mano nos van a proporcionar un buen comienzo (crear un clima inicial cálido y de confianza). Esto también implica hacerlo con el niño o adolescente, no sólo con los padres (es habitual que el profesional obvie al paciente por ser menor, sin embargo pueden y deben en consonancia a su madurez, ser partícipes de todo el proceso asistencial).

Empatía. Poder percibir lo que el paciente y familiares sienten y ser capaces de transmitirlo, bien sea verbalmente (entiendo que esté preocupado) o mediante gestos (una sonrisa, contacto) es fundamental en pediatría. "Ponerse en los zapatos del otro" para no tachar de histéricos o pesados a los padres, son muchos los miedos que rodean la salud de un hijo.

Escucha y baja reactividad. Es clave saber escuchar y no interrumpir al inicio de su conversación. El sentirse escuchado, atendido, es en sí terapéutico, además de la fortaleza para conocer y caracterizar mejor los síntomas. Debemos dejar que se expresen con su vocabulario (esencial captarlo para nuestra fase informativa y clave si son malas noticias), facilitar la libre narración con frases de repetición o facilitadores como cabeceos, silencios y el contacto visual-facial.

Asertividad. Es un comportamiento, saber manejar la situación con sinceridad, seguridad y credibilidad. Saber decir no lo sé, voy a consultarlo sin crearnos malestar, duda o desconfianza ("me puedo fiar de este médico, estoy en buenas manos").

Una posible estructura de la entrevista

En nuestro medio la consulta habitual que desarrollamos es la semiestructurada, es decir aquella que tiene un orden lógico de intervenciones (verbales y no verbales), unos contenidos pero con libertad en su desarrollo. La dividimos en una *fase exploratoria y una fase resolutiva* (tabla 1).

FASE EXPLORATORIA. Incluiría desde el recibimiento del paciente hasta la exploración. Nuestra función es recoger la información necesaria para posteriormente en una segunda fase establecer un diagnóstico y plan de actuación.

Los niños a partir de los 5 años tienen una maduración cognitiva que les permite expresar sus emociones e incluso participar en el proceso terapéutico, por tanto debemos tener claro que hay que dirigirse además de los padres, a los niños y a los adolescentes, no los ignoremos por ser menores. Con estos últimos es conveniente resaltar la confidencialidad de nuestra actuación.

Recibimiento: momento de ofrecer nuestra cordialidad y respeto. Llamar al paciente por su nombre, saludar a los padres si acuden y presentarnos como los médicos de urgencias que los van a atender. Con ello creamos un primer contacto personalizado, de confianza y calidez, ellos son nuestra atención y debemos hacérselo sentir así (caso contrario cuando los recibimos mirando al ordenador). Básico para que los niños estén más cómodos y relajados y los padres confiados. Con los adolescentes crea una situación de trato adulto, hecho que valoran positivamente.

En ocasiones podemos romper el hielo haciendo alusión a algún juguete, ropa deportiva, peinado que traiga el niño, nos ayudará a reforzar esa clima de calidez y cercanía.

Pregunta abierta. Escucha activa. Apoyo narrativo: los pacientes o sus familiares han pensado, hablado entre ellos de lo que les pasa antes de acudir a nosotros, por tanto tienen una serie de pensamientos, creencias, ideas preelaboradas. Nuestra misión será conocerlas, para ello debemos formular una pregunta abierta y mantener baja reactividad y atención.

Para conseguir "vaciar" estas explicaciones espontáneas es clave la actitud de escucha, la no intromisión (cuidado en adolescentes con los juicios de valor o sermones) y atención a su lenguaje no verbal. El tono de su voz, como cambia la cara cuando nos relata algo relevante para él, su postura en la silla, miradas a los padres, pérdida de contacto visual, etc. Son muchas las pistas que nos ofrecen los pacientes, sólo hay que saber apreciarlas. Por nuestra parte podemos ayudar a que siga pensando y hablando manteniendo la atención, y mejor aún que él/ellos capten que estamos atentos, nos interesa lo que nos cuentan (mirada atenta, sintonía gestual, nuestra postura en la silla) y algunos facilitadores como cabeceos, "siga siga", frases de repetición, clarificaciones, silencios funcionales, señalamientos y por supuesto la empatía "entiendo que estén preocupados por la fiebre".

Si no es necesario no escribamos.

Por último, cuando queramos indagar en algún aspecto específico o explorar campos que consideremos importantes, tomaremos nosotros la palabra, siempre intentado comenzar por preguntas abiertas e ir delimitando con preguntas cerradas.

Acompañantes invasivos. En los casos que sólo los padres estén interviniendo podemos hacer una alusión directa al niño, "y tú que dices Juan, cuéntame lo que te duele..." o de puente "entonces Juan que opinas de lo que dicen tus papis". Si son invasivos podemos intentar primero un vaciado de la interferencia, es decir que nos cuenten todo lo que ellos piensan, sus creencias, sus emociones o miedos o también un pacto de intervención "ahora voy a ver que opina Juan" y en ocasiones, pedirles amablemente que nos dejen solos unos momentos.

Delimitar motivo consulta: cuando nos presentan más de un motivo de consulta es más eficiente conocerlos antes de pasar a la exploración, así no tardaremos más en ir y venir a la camilla de exploración, "además del dolor de cabeza ¿quería consultar por otra cosa?"

Del mismo modo nos puede servir el realizar un resumen de lo acontecido hasta ahora, "entonces viene porque al niño le duele....verdad?"

Acompañar a la exploración: la exploración es un asalto a la intimidad, más aún en adolescentes, por tanto siempre es positivo pedir permiso, explicar la exploración que consideramos oportuna, el motivo de la misma y cómo se lleva a cabo. Repetimos, se le debe explicar a todos, niños, adolescentes y padres. En los adolescentes es un momento para preguntar por hábitos o prácticas que presumiblemente no quiere hablar delante de los padres.

FASE RESOLUTIVA. Nuestro "informe" de su salud y el plan de actuación.

Una vez hecho el diagnóstico o una aproximación al mismo, es el momento de explicárselo al paciente y los padres, estableciendo entre todos las pautas de actuación, preventivas, terapéuticas o diagnósticas (derivación a un hospital). Hay que intentar **implicarlos**, sobretodo a los adolescentes, ser poseedores de responsabilidad y de toma de decisiones les proporciona mayor seguridad, confianza y a nosotros nos asegura cumplimentación y adherencia.

En todo momento debemos emplear un **vocabulario comprensible**, utilizando el mismo que ellos, sin caer en ser demasiado coloquial (la importancia de haber estado atentos a su exposición), con **frases cortas**, usar **ejemplos** o comparaciones para explicarles los detalles (como las tuberías y las arterias, los bronquios y las chimeneas), ayuda de **dibujos o esquemas**, dar la **información por escrito**, y todo ello prestando gran **atención a sus respuestas no verbales** mediante gestos de incomprensión o cambios de posturas.

Puede ser que el paciente/padres hayan entendido perfectamente y no tengan nada que añadir, así que debemos cerrar la consulta. Es conveniente explicarles la posible evolución del proceso y dejar siempre una puerta abierta "si no se mejora..." "lo normal es que la fiebre ceda en un par de días pero si persiste...".

En otras ocasiones no están de acuerdo en nuestro planteamiento, así que nos queda el abordaje de esa situación y no es válido el "yo soy el médico y sé lo que tengo que hacer".

En tales casos podemos hacer un **señalamiento**, "parece que no están muy conformes" "hay algo que no les cuadra", o podemos responderles con una **respuesta evaluativa**, "¿por qué piensa que tienen que verlo en el hospital?"

Una vez que sepamos su opinión, lo que ellos piensan, estamos en disposición de abordar esa nueva situación, de negociar, o reconvertir ideas erróneas como la de que las radiografías informan claramente de los daños en el músculo (Tabla 1).

Entonces llegaremos al cierre de la entrevista, comprobando su entendimiento y realizando la toma de precauciones ante una tórpida evolución.

Puntos clave

- Crear un clima de confianza. Respeto, cordialidad. Con ello establecemos una buena base para el desarrollo de la consulta e incluso un futuro plan de actuación y adherencia terapéutica.
- Prestar atención (contacto visual-facial) e involucrar a niños y adolescentes. Confidencialidad.
- Escuchar mucho. Asegúrate de que entiendes sus demandas y muéstrales que los escuchas haciendo eco de sus preocupaciones o miedos, como les afecta en su vida y que comprendes sus puntos de vista. Enfoque BIOPSICOSOCIAL y CENTRADO EN EL PACIENTE.
- Hablar poco y mediante preguntas abiertas, que se sientan libres en la respuesta.
- Empatía. Es difícil entender como se siente el paciente realmente, pero trata de hacerlo y demostrárselo.
- Atento al lenguaje no verbal, el 70% del mensaje se transmite así.
- Respuestas evaluativas. Negociación.
- Asegúrate de su entendimiento.
- Toma de precauciones.

Bibliografía

Vern-Gross T. Establishing communication within the field of pediatric oncology: a palliative care approach. Curr Probl Cancer. 2011 dic;35(6):337–50.

Breuner CC, Moreno MA. Approaches to the difficult patient/parent encounter. Pediatrics. 2011 ene;127(1):163–9.

Iglesias Diz, JL. La entrevista clínica en adolescentes. An Pediatr Contin. 2011;9(3):197-200.

Arroba Basanta ML, Dago Elorza R, Manzarbeitia P. Entrevista clínica en Pediatría: teoría y práctica. Rev Pediatr Aten Primaria. 2010;12(Supl 19):s263-s270.

Borrell F. Entrevista clínica. Manual de estrategias prácticas. Barcelona: Semfyc;2004

Francisco Javier Valverde Bolívar.

Tabla 1. Entrevista semiestructurada	
	Fase exploratoria
Recibimiento. Saludo cordial. Romper el hielo.	Pasen siéntense, soy...
	Hola, ¿cuántos años tienes?, ¡vaya coche!
Pregunta abierta	Díganme, ¿qué le pasa?
Delimitar consultas	¿Alguna otra cosa por la que vengan a urgencias?
Vaciado de la información preelaborada	Facilitadores:"Mmmm", "siga le escucho"
Apoyo narrativo/Escucha activa	Empatía: "comprendo como se siente"
	Clarificaciones: "qué quieres decir con fatiga"
	Señalamientos: "parece que le preocupa"
	Frases de repetición: "me duele toda la cabeza"→¿toda la cabeza?
	"bueno empieza en la frente ..."
Acompañamiento a la exploración	"Si te parece vámonos a la camilla para escucharte el pecho, necesito que te subas la camiseta"
	Fase resolutiva
Enunciación de problemas	"tras la exploración, pienso que lo que te ocurre es..."
Información/ Propuestas	"si te parece, te recomiendo ..."
	Ejemplificación " tus bronquios, que son como unos tubos por donde entra el aire"
	Emplear dibujos, esquemas.
	Racionalidad "lo que hace el medicamento es abrir esos tubos, los bronquios..."
	Información escrita.
Detección de resistencias	Señalamientos "no parece convencido"
Negociación	Doble pacto:"me parece bien hacer la RX...y además debe tomarse los inhaladores".
Reconversión de ideas	"La Rx no ve los músculos, lo que hace es que...lo entiende"
Reconducción por objetivos	"Bueno, lo importante es la salud de Juan, si le parece vamos a ..."
Comprobación	"¿lo has entendido?, a ver explícamelo"
Cierre de la entrevista/ toma de precauciones	"que se mejore Juan, si ve que la fiebre no desaparece en 3 días, vuelva a venir"

Síndrome Febril

Conceptos

Fiebre: Consideramos fiebre a la elevación de la temperatura por encima los 38°C

Fiebre Sin Foco (FSF): proceso agudo en el que la etiología se desconoce tras la anamnesis y exploración del paciente.

Debemos considerar febril a cualquier niño que nos consulte por fiebre, incluso la detectada por los padres al tacto.

Los niños menores de tres años suelen presentar fiebre sin foco, ya que tienen una capacidad limitada para focalizar la infección, y casi un tercio de las consultas se producen en las primeras horas de fiebre.

Etiología y valoración de la gravedad

La mayoría de las veces suele ser de etiología infecciosa: viral o bacteriana.

La infección viral es la causa más frecuente de fiebre en niños, debiendo descartar sin embargo las causas bacterianas más frecuentes y graves: sepsis, infección del tracto urinario (ITU), neumonía, celulitis, infección osteoarticular, gastroenteritis aguda bacteriana.

Ante un niño con fiebre se debe, si no se puede identificar el foco mediante anamnesis y exploración, se debe valorar observación domiciliaria, tratamiento empírico o ingreso.

Los factores a tener en cuenta son: edad del niño, estado general, temperatura y vacunación.

1. Edad: cuanto mayor es el niño, mayor valor predictivo tiene la apariencia clínica. En los lactantes menores de tres meses, se ha de recurrir siempre a estudios de laboratorio, excepto si identificamos un foco claro.
2. Temperatura: existe una correlación directa entre el valor numérico de la temperatura y el riesgo de enfermedad grave.
3. Estado general: se usan las Escalas Clínicas de Valoración de Riesgo para, según la clínica, valorar el estado general del niño.

Niño < 3 meses. Escala de observación del lactante joven (Young Infant Observation Scale, YIOS)			
	1	3	5
Estado/esfuerzo respiratorio	No afectación, vigoroso	Compromiso leve-moderado(FR > 60, retracciones, quejoso)	Distress, esfuerzo inadecuado (apnea, fallo respiratorio)
Perfusión periférica	Rosado, extremidades calientes	Moteado, extremidades frías	Pálido, shock
Afectividad	Sonrisa y/o no irritable	Irritable, consolable	Irritable, no consolable

*YIOS<7: Bao riesgo de IBG, YIOS > 7: Alto riesgo de IBG

Niño de 3-36 meses. Escala de observación de Yale (Yale Observation Scale, YOS)			
	1	3	5
Nivel de conciencia	Si despierto, permanece despierto. Si dormido, despierta	Cierra los ojos cuando está despierto o despierta tras estimulación prolongada	Tendencia al sueño o no despierta al estimularle
Respuesta social	Sonríe o está alerta	Llanto intermitente	No sonríe o facies ansiosa, inexpresiva o no alerta
Reacción al estímulo paterno	Llora brevemente y se calma/ está contento y no llora	Irritable, consolable	Llanto continuo o responde poco
Calidad del llanto	Fuerte, con tono normal, o contento sin llorar	Lloriqueando o sollozando	Débil o con quejido o tono alto

Niño de 3-36 meses. Escala de observación de Yale (Yale Observation Scale, YOS) (continuación)			
	1	3	5
Coloración	Rosado	Palidez de extremidades o acrocianosis	Palidez o cianosis o moteado o ceniza
Hidratación	Piel y ojos normales y mucosas húmedas	Piel y ojos normales y boca ligeramente seca	Piel pastosa o con pliegue y mucosa secas y/o ojos hundidos

*Yale < 10: Bajo riesgo de IBG. Yale 11-16: Riesgo intermedio. Yale >16: Alto riesgo

4. Estado vacunal: varias vacunas conjugadas de reciente introducción en el mercado han modificado sustancialmente la epidemiología de la FSF, en especial las sepsis y la meningitis.
   a. Las enfermedades invasivas por Haemophilus Influenzae tipo B han dejado de ser un problema con la generalización de la vacuna.
   b. Las debidas a Meningococo han disminuido drásticamente con la vacunación universal frente al serogrupo C. Desgraciadamente, la alta prevalencia del serogrupo B en nuestro medio, junto al escaso rendimiento diagnóstico de la exploración física y las pruebas analíticas en las fases pre-petequiales y mantienen a este germen como un importante reto en la evaluación del niño febril.
   c. En la era previa a la vacuna conjugada neumocócica (PCV7), la prevalencia de infección por este germen era del 2% y el de meningitis de 0.1%. En los vacunados, el riesgo de meningitis ha disminuido a 0.04%, si bien se ha producido desplazamiento de serotipos e importantes impactos en la resistencia antibiótica y en el desarrollo de empiemas, que habrá que seguir de cerca.

Examenes complementarios

Orina

El diagnóstico de ITU requiere un urocultivo positivo, y la muestra ha de obtenerse siempre antes del tratamiento antibiótico empírico.

En los niños no continentes, la recogida de la muestra ha de ser por técnica limpia (sondaje o punción suprapúbica).

La tira reactiva de orina tiene un alto valor predictivo. Si es negativo hace muy improbable el diagnóstico de ITU. En lactante menor de 6 meses, donde el resultado de la tira sea positivo, se ha de confirmar por análisis microscópico del sedimento.

Sangre

Hemograma, Reactantes de Fase Aguda (RFA) y Hemocultivo

Las determinaciones sanguíneas orientan en el proceso diagnóstico.

1. Recuento de leucocitos: (células/mm3): si los valores son mayores de 10.000 leucocitos debemos investigar ITU, neumonía oculta o meningitis.

2. RFA: Proteína C Reactiva (PCR)
   - PCR < 20 mg/l: patología grave que suele ser diagnosticada por la clínica.
   - PCR > 100 mg/l: Puede deberse a enfermedades bacterianas habituales de la infancia e incluso algunas virasis (adenovirus.
   - En caso de ITU, la PCR alta hace sospechar pielonefritis.
   - La PCR alta es valorable especialmente a partir de las 12h de fiebre.

3. Procalcitonina: es un marcador más específico y precoz que la PCR y comienza a elevarse a las 2 horas del proceso febril, con un pico máximo a las - 12-24 horas de inicio de la fiebre.
   - Se eleva poco en las infecciones virales, pudiendo alcanzar valores muy elevados en las infecciones bacterianas invasivas.
   - Hay una elevación transitoria durante los 3 primeros días de vida.
   - Valores:
     i. ≤ 0,5 ng/ml: Infección vírica.
     ii.> 0,5 infeción bacteriana. Una elevación> 2 es muy sugestiva de infección bacteriana grave.

Radiografía de tórax:

1. En niños menores de 3 meses sólo ha de realizarse si hay síntomas respiratorios.
2. En niños mayores de 3 meses ha de ser considerada, además, cuando la temperatura sea mayor de 39°C y el recuento leucocitario mayor de 20.000 cel/mm^3.

Estudio de líquido cefalorraquídeo

1. Niños de alto riesgo clínico: Mal estado general o edad menor de 15 días, siempre que la situación sea suficientemente estable.
2. Lactantes con buen estado general, tras periodo de observación, si RFA sugestivos de infección bacteriana grave y Rx Tórax y Orina normales.
3. En todo niño con clínica sugestiva de meningitis.

Tratamiento empírico

Antitérmicos

1. Paracetamol: Oral, Rectal, IV: 10-20 mg/kg cada 4-6 horas (máximo 90-120 mg/kg/dia).
2. Ibuprofeno: Oral: 5-10 mg/kg cada 6-8 horas.

Antibióticos

Deben ser administrados tras la toma de las muestras para los cultivos (sangre, orina, LCR y heces). Tras ello antibióticos de forma empírica en espera de resultados.

1. Neonatos < 15 días:
   a. Ampicilina (25 – 100 mg/kg cada 6 horas) + Gentamicina (4mg/kg cada 24h).
   b. Considerar Vancomicina (10mg/kg cada 8h), Aciclovir (20 mg/kg cada 8 horas) o Cefotaxima (50 mg/kg cada 6h) si meningitis.

2. Entre 15 días y 3 meses: niños con estado general afectado o si buen estado general, presentan ITU, neumonía, meningitis o RFA elevados tras 12- 24 h de observación o dudas respecto al entorno.
   a. Si orina y LCR anodinos: Cefalosporina de 3ª generación.
   b. Si LCR alterado: Ampicilina + Cefotaxima. Considerar Vancomicina y/o Gentamicina en función de Gram.
   c. Si sospecha de ITU: Ampicilina + Gentamicina, a dosis anteriormente mencionadas

3. Niños y lactantes mayores de 3 meses:
   a. Cefalosporina de 3ª generación.
   b. Si LCR alterado, considerar Vancomicina a dosis anteriormente mencionada.

Bibliografía

1. Andreola B. Procalcitonin and C-reactive protein as diagnostic markers of severe bacterial infections in febrile infants and children in the emergency department. Pediatr Infect Dis J. 2007 Aug; 26(8): 672-7.
2. B. Fernández Colomer, J. López Sastre, G. D. Coto Cotallo, A. Ramos Aparicio, A. Ibáñez Fernández. Sepsis del recién nacido. Servicio de Neonatología Hospital Universitario Central de Asturias. 2008. Pag 197 - 198. http://www.aeped.es/sites/default/files/documentos/21_0.pdf
3. Children with fever and cough at emergency care: diagnostic accuracy of a clinical model to identify children at low risk of pneumonia. Oostenbrink R, Thompson M, Lakhanpaul M, Steyerberg EW, Coad N, Moll HA. Eur J Emerg Med. 2012 Aug 3
4. Comparison of the Test Characteristics of Procalcitonin to C-Reactive Protein and Leukocytosis for the Detection of Serious Bacterial Infections in Children Presenting With Fever Without Source: A Systematic Review and Meta-analysis. Yo CH, Hsieh PS, Lee SH, Wu JY, Chang SS, Tasi KC, Lee CC. Ann Emerg Med. 2012 Aug 22
5. Ishimine P. Fever Without Source in Children 0 to 36 Months of Age. Pediatr Clin. N Am. 2006; 53: 167-94.
6. María Dolors Salvia, Enriqueta Álvarez, Jordi Bosch, Anna Goncé. Infecciones congénitas. Hospital Clínic. Barcelona. 2008. Pag 182. http://www.aeped.es/sites/default/files/documentos/20_0.pdf
7. María Purificación Ventura Faci, Mª Pilar Samper Villagrasa. Infección urinaria en el recién nacido. Unidad de Neonatología. Hospital Clínico Universitario Lozano Blesa. Zaragoza. Departamento de Pediatría Radiología Medicina Física. Facultad de Medicina Universidad de Zaragoza. 2008. Pag 516. http://www.aeped.es/sites/default/files/documentos/53.pdf
8. Mintegi S. Impact of the Pneumococcal Conjugate Vaccine in the Management of Highly Febrile Children Aged 6 to 24 Months in an Emergency Department. Ped Emerg Care. 2006; 22: 566-915.

Ana María Pozo Cascajosa.
Raúl Illanes Leiva.
Margarita Fátima Velasco Pérez de Siles

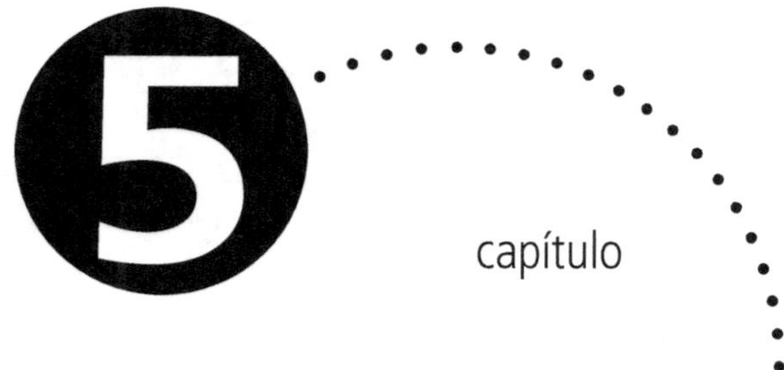

Adenopatías

Introducción

El hallazgo de adenopatías en la edad pediátrica suele ser una causa de preocupación por parte de los progenitores. Consiste en el aumento patológico del tamaño de un ganglio o grupo ganglionar.

Etiología

En la mayoría de las ocasiones suele ser una respuesta transitoria ante infecciones benignas, principalmente víricas, debido a que el sistema inmune aún se encuentra inmaduro; aunque puede tratarse de otra causa más grave. De causa infecciosa tenemos vírica (VEB, CMV), bacteriana (estreptococo, estafilococo) hongos o protozoos como el toxoplasma. De neoplásica: hematológica (linfomas, leucemia), metastásica (neuroblastoma). También podemos encontrar metabólica (enfermedades de depósito); inmunológica (vasculitis, inmunodeficiencias, e. de Castleman), hipertiroidismo, síndrome de Gianotti-Crosti.

Manejo

Realizar adecuada anamnesis recogiendo el tiempo de evolución y tratamiento previo, velocidad de crecimiento, sintomatología locorregional, contactos con animales, ingesta de fármacos, antecedentes personales de interés. Es conveniente reflejar su número, el tamaño en cm, la consistencia de los mismos (homogéneos, fluctuación), presencia de adherencias, signos inflamatorios locales: dolor, eritema, calor local, fistulización de la piel.

Diagnóstico diferencial según el área. Si es laterocervical: quiste branquial, hematoma en músculo esternocleidomastoideo, linfangioma. Preauricular: parotiditis, quiste sebáceo...

Adenopatías fisiológicas	Adenopatías patológicas
Tamaño < 1 cm	Supraclavicular de cualquier tamaño
Cervicales e inguinales < 2 cm	Epitroclear o poplítea > 0,5 cm
Rodaderas, no adheridas	Cervicales e inguinales > 2 cm
No dolorosas	Resto de localizaciones > 1 cm
	Aparición en periodo neonatal
	Dolorosas
	Fijación a piel o/a estructuras adyacentes
	Signos inflamatorios en la piel suprayacente

Adenopatías de alto riesgo

Aquellas con alguna de las siguientes características, pueden ser manifestación de enfermedad grave:

- Localización supraclavicular, triángulo cervical posterior
- Ganglio adherido a piel, sin signos inflamatorios locales.
- Diámetros > 3 cm sin signos inflamatorios locales
- Síntomas sistémicos no explicados: fiebre > 7 días de evolución, pérdida de peso
- Hepatomegalia y/o esplenomegalia

Actitud

Tratar de cubrir la causa infecciosa más frecuente: estreptococo del grupo A y S. aureus: Amoxicilina-clavulánico 40-50 mg/kg/día en 3 tomas. Duración de 10 a 14 días, debe existir respuesta en 72 horas de inicio del tratamiento, en caso contrario aumentar a 100 mg/kg/día en 3 tomas o reconsiderar diagnóstico. Si la sospecha es de etiología viral no se emplea antibioterapia ni suele requerir estudios ulteriores. En casos de etiología conocida (faringoamigdalitis estreptocócica) el tratamiento será específico, y se recomienda el seguimiento por parte del pediatra de atención primaria.

Quistes y masas congénicas: exéresis para evitar complicaciones infecciosas.

Drenaje de abscesos (masa fluctuante), realizando cultivo del contenido.

Hemangiomas: Interconsulta a dermatología. Tratamiento si dificulta la respiración, la alimentación u otras complicaciones.

Por la gran frecuencia de adenopatías cervicales, palpable en el 40% de los niños y causa más frecuente de tumor cervical, es importante conocer su algoritmo diagnóstico:

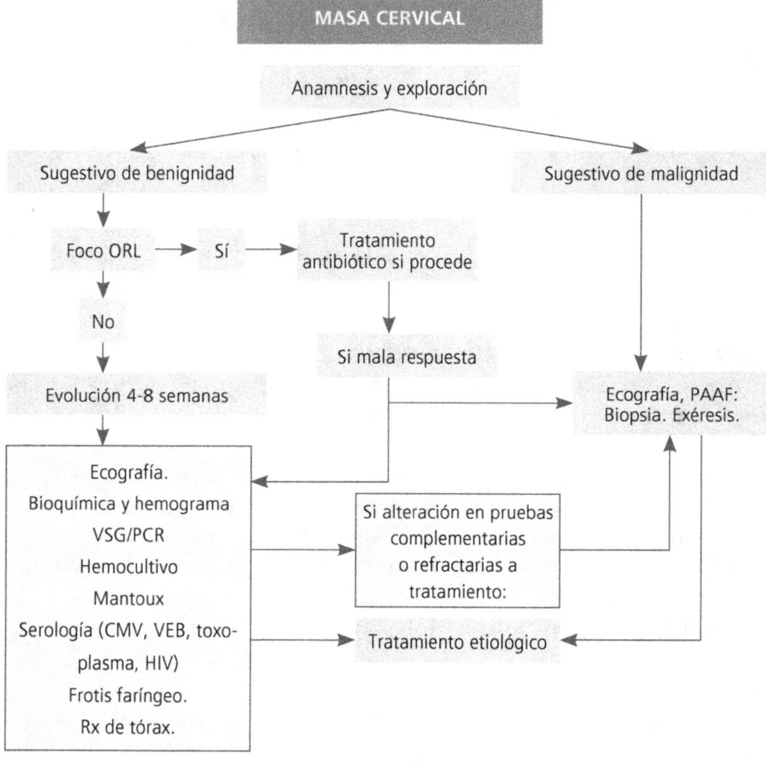

Bibliografía

1. F. Gómez Sáez, M. Baro Fernández. Adenopatias. Manual de Urgencias de Pediatría. Hospital 12 de Octubre. Ergón. 2011.
2. Baquero-Artigao F, Del Rosal RabesT, García Miguel MJ. Adenitis cervical. Protocolos AEP.
3. Teiteabaum JE, DeAntonis KO, KAhaS. Masas cervicales. Signos síntomas en Pedatría. Ediciones Mayo. 2005.
4. A. Echevarría Barona. Adenopatías. Urgencias Pediátricas. Diagnóstico y Tratamiento. Editorial Médica Panamericana. 5ª Edición. 2011.

Francisco Javier del Castillo Tirado.
Aurelio López de la Cova Peña.
Rosa Ana del Castillo Tirado.

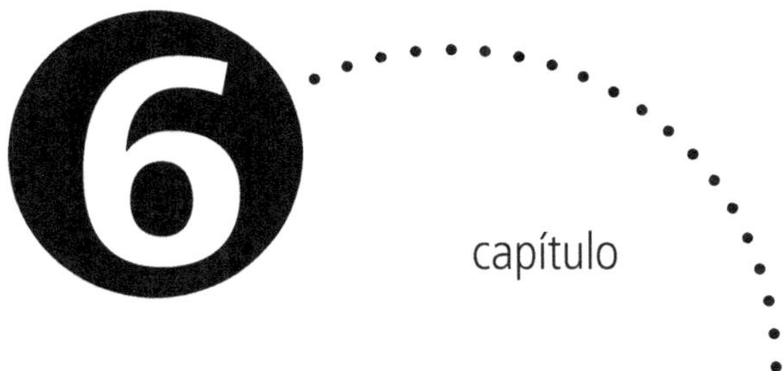

Lactante que llora

Introducción

Un niño sano de 6 semanas l ora una media de 3 horas al día. Se considera patológico si los cuidadores lo notan diferente (calidad, duración) y/o si persiste pese a medidas. En Urgencias pediátricas hasta el 60% de los motivos de consulta se diagnostica sólo con la historia clínica. Menos del 5% de los lactantes que acuden por llanto padece un problema orgánico, más frecuente infección de orina (aunque no presente fiebre).

Usar anamnesis y exploración física (desvestir por completo al paciente y examinar con detalle oídos, nariz, boca, genitales y ano). Hacer diagnóstico diferencial dirigido.

Causas

1. Infecciosa: meningitis, Encefalitis, ITU, neumonía, osteomileitis, Kawasaki, otitis media, estomatitis, herpangina.
2. Pulmonar: Infección respiratoria alta. Neumotórax. Neumonía.
3. Traumatismos. Artritis. Crisis vasoclusiva. Dactilitis.
4. Cardíaco: Insuficiencia cardíaca congestiva. Infarto de miocardio. TSV.
5. Cólico del lactante. Reflujo. Reacción a lactancia artificial o medicamento.
6. Patología oftalmológica: Cuerpo extraño, glaucoma, abrasión corneal.
7. Quirúrgicos: vólvulo, invaginación, hernia, estrangulamiento, torsión testicular.

Cólico del lactante

a. Etiología: desconocida. Se considera multifactorial o variante fisiológica de la normalidad. Pueden ser digestivas (inmadurez intestino); psicológicas (conducta inadecuada padres ante el llanto). En ocasiones encubren una Intolerancia a Proteína de Leche de Vaca.
b. Edad: aparición en los primeros 3-4 meses de vida, comienzo en 2ª -4ª semana de vida. No considerar primera opción en llanto persistente después de los primeros 3 meses de vida.
c. Clínica: Llanto paroxístico excesivo e irritabilidad, inexplicables, diarios, predominio vespertino (18-20h) y nocturno. Suele acompañarse de distensión abdominal y emisión de gases por vía rectal. En periodos entre episodios de llanto el lactante aparece asintomático, con buen estado general y correcto desarrollo ponderoestatural.
d. Diagnóstico: descartar organicidad en lactante con llanto excesivo. Especialmente en un primer episodio, o con otros síntomas: decaimiento, fiebre, vómitos, etc. El cólico del lactante debe de cumplir tres síntomas principales y uno secundario.

Síntomas principales	Síntomas secundarios
Llanto paroxístico: (> 3 horas/día y más de 3 días/semana)	No calma con comida, aunque parece hambriento
Vespertino	Estreñimiento habitual
Inquieto, molesto, irritable, agitado	Meteorismo, timpanismo abdominal
Flexión de rodillas sobre abdomen	Rubefacción facial

e. Evolución: benigna y autolimitada. Pico hacia 6 semanas de vida. Habitualmente desaparecen a los 3-4 meses de vida.
f. Normas generales. Asegurar a padres la benignidad, y que desaparece hacia 3-4 meses de vida. No precisa cambios en dieta ni tratamientos farmacológicos. Explicar signos de alarma: asociación de fiebre, vómitos, decaimiento, rechazo de tomas, postración entre episodios de llanto, diarrea/sangre en heces.

   Al llorar hay que intentar satisfacer 5 necesidades básicas: hambre (flexibilizar tomas), deseo de succión (chupete o tetina), deseo de sentirse protegido (acunarle, abrazarlo), deseo de jugar (interactuar con él), deseo de dormir.

   Procurar que las tomas sean tranquilas, y que eche el aire al final, manteniéndole en posición erguida sin acostarlo inmediatamente tras toma.

   El movimiento o ruido rítmico como paseos en automóvil o ponerlo encima de lavadoras alivia las crisis. Puede ser útil masaje abdominal durante las crisis.

   No realizar cambio en dieta salvo sospecha de IPLV.

Los padres pueden intentar hacer turnos alternos para dormir y tranquilizarse, con la intención de tratar de abolir efecto psicológico.

g. Tratamiento: únicamente demostrada la diciclomina para reducción de episodios de cólicos, pero se ha asociado a pausas de apnea y se contraindica en menores de 6 meses. La dimeticona (fórmula 1mL = 100 mg; 0,25-0,5 mL/6-8h 5 minutos antes de las tomas) y fórmulas antiflatulencias no han demostrado eficacia y algunas pueden provocar efectos secundarios importantes.

Si el llanto es persistente tras primera evaluación, o es poco compatible con cólico del lactante, podemos usar la siguiente aproximación diagnóstica:

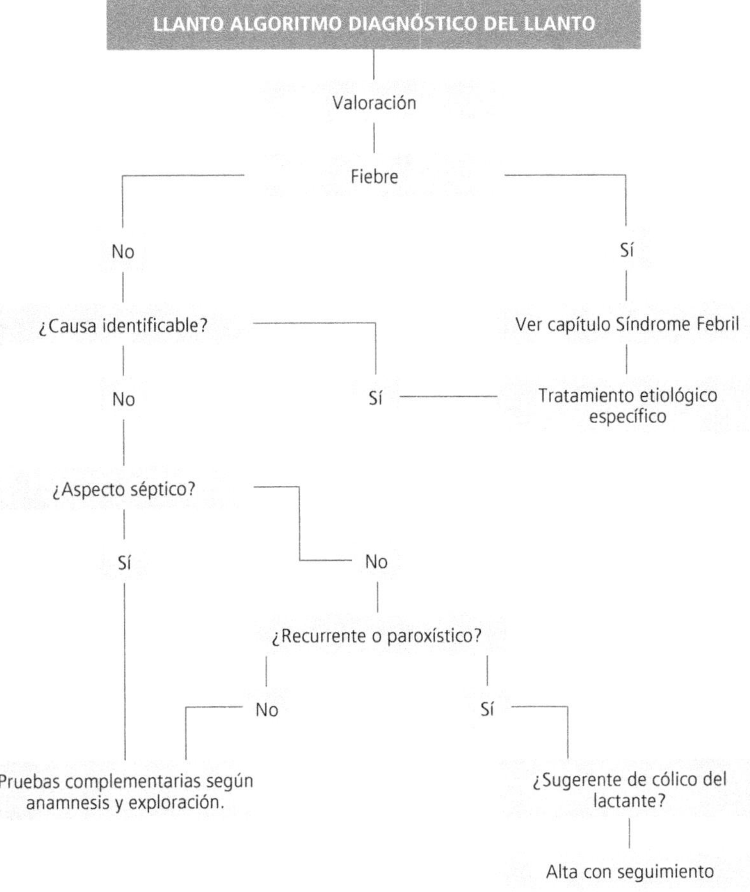

Bibliografía

1. Lactante con llanto. Rocío Tamaríz-Martel Moreno, Noelia Marcos Gómez. Actualización en Urgencias pediátricas II. Grupo 2 Comunicación Médica. S.L. 2010.
2. Emerg Med CLin North Am 2007; 25: 1137.
3. Freedman S, Al-Harthy N, Thull-Freedman J. The Crying infant: Diagnostic Testing and frecuency of serious Underlying Disease. Pediatrics 2009; 123:841-48.

Francisco Javier del Castillo Tirado.
Antonio Jesús Martínez Ortega.

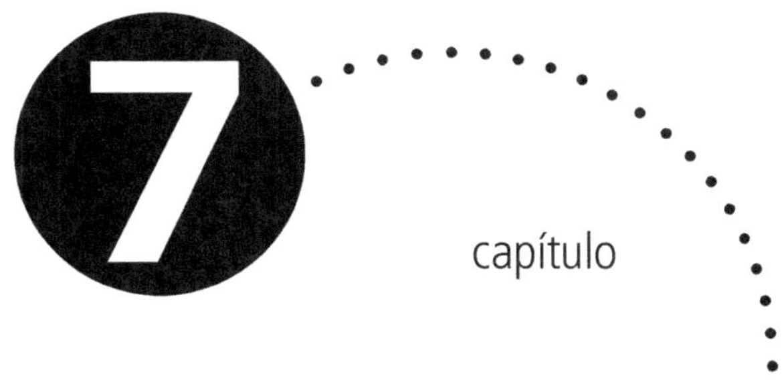

Síncope

Definición

Pérdida del estado normal de conciencia, brusca, y breve, causado por insuficiente aporte de oxígeno cerebral, asociado a pérdida de tono postural y seguida de recuperación espontánea sin que requiera maniobras de reanimación. Su origen es variado:

Presíncope: aquello que precede al síncope, aunque puede presentarse de forma aislada. Se trata de una sensación súbita de mareo, debilitad y sensación de pérdida de conciencia, que puede acompañarse de náuseas, molestias epigástricas, sudoración o palidez. Diferenciar de:

Vértigo: ilusión de movimiento, habitualmente de origen vestibular.

Crisis de desequilibrio: estabilidad alterada por afectación propioceptiva, cerebelosa o vestíbulo espinal.

Procesos de índole psicológica.

Epidemiología

Hasta el 20% de los adolescentes ha presentado al menos un episodio sincopal. Aunque en la mayoría de ocasiones es benigna, no puede obviarse la enorme carga de ansiedad y preocupación de la familia. Hasta el 25% de las muertes súbitas de origen cardiogénico presentaron antecedentes de síncope.

Clasificación

Síncope no cardiogénico: 1. Mediado neurológicamente, reflejo (vasovagal), ortostático. 2. Neurovascular: narcolepsia, robo de subclavia, migraña basilar. 3. Causas psicógenas: hiperventilación, crisis de histeria. 4. Tóxico. 5. Metabólico: hipoglucemia, hipopotasemia.

Síncope cardiogénico. 1. Obstrucción flujo de salida: mixoma auricular, hipertensión pulmonar, síndrome de Eisenmenger. 2. Secundario a arritmias: taquiarritmias, bradicardia, Wolf-Parkinson-White. Síndrome de QT largo. Síndrome de Brugada. 3. Disfunción miocárdica: miocarpatías, coronariopatías. 4. Vascular: Hipovolemia. Fármacos.

Anamnesis

Antecedentes familiares: Muerte súbita. Síncopes vasovagales. Preguntar por enfermedades familiares como QT largo o cardiopatía estructural.

Antecedentes personales: Espasmos del sollozo tanto pálidos (20%, previos al llanto, tras susto o dolor agudo al aguantar la respiración) como cianóticos (80%, durante el llanto o al comenzarlo y causado por valsalva involuntario). Hasta 17% adolescentes con síncope presentan este antecedente. Cirugía cardíaca. Enfermedades previas como Kawasaki. Diagnóstico o fenotipo marfanoide.

Hacer una buena historia clínica sobre las circunstancias acompañantes:

¿Qué hacía el paciente antes de sufrir el cuadro? Estaba corriendo o sintió palpitaciones: cardiogénicos. Sentado y pasó a bipedestación: ortostático. Estuvo mucho tiempo de pie: vasovagal. Susto importante o alarma de incendios: síndrome de QT largo. Hambre, diaforesis, vértigo sin relación con posición: metabólico. Estrés físico o emocional: taquicardia catecolaminérgica ventricular polimorfa.

¿Tomaba medicación o tóxico tipo cocaína?

¿Sintomatología presincopal?: Sudoración, palidez, visión borrosa (vasovagal). Hiperventilación (metabólica).

Duración de la pérdida de conciencia. En vasovagal: 1-2 minutos. El estado posterior hasta la recuperación total del nivel de concienca: si prolongado sospechar crisis convulsiva.

Exploración física

Signos vitales: medir TA y frecuencia cardíaca. Si desciende más de 20 mm Hg sobre basal, inferior a 80 mm HG en adolescente o aumento de FC > 20 lpm tras 2-3 minutos en bipedestación sugiere causa ortostática.

Auscultación cardiorrespiratoria: Soplo sistólico y click eyectivo en estenosis aórtica. Si soplo por miocardiopatía hipertrófica, disminuye intensidad en valsalva por aumento de retorno venoso)

Exploración neurológica exhaustiva.

Pruebas complementarias

ANAMNESIS. Exploración física detallada, ECG de 12 derivaciones se diagnostican más del 95% causas de origen cardiológico.

ECG: Descartar WPW, Brugada, QT corto (< 0,30 seg), Retraso en conducción AV, Isquemia miocárdica, hipertrofias ventriculares, arrimita, onda épsilon (distrofia arrimogénica de ventrículo derecho).

En atención hospitalaria o en consulta reglada de centro de salud puede usarse: Hemograma y perfil bioquímico. Test de embarazo. Tóxicos en orina. Estudio con mesa basculante para síncopes frecuentes o atípicos en los que el diagnóstico de síncope vasovagal no puede hacerse definitivamente. EEG en pacientes con pérdida prolongada del nivel de conciencia, actitud convulsiva o sintomatología neurológica residual. Ecocardiografía de urgencias si soplo patológico, síncope durante el ejercicio, ECG anormal. Previamente valorar por cardiólogo.

Derivación a Consulta de cardiología pediátrica: pacientes con: Síncopes de inicio brusco, sin pródromos. Síncopes del ejercicio.

Derivación hospitalaria: Enfermedad cardiovascular evidente. Anomalía ECG. Dolor torácico con el síncope. Síncope con cianosis. Espasmos con apnea o bradicardia que se resuelven sólo con estimulación vigorosa. Hallazgos neurológicos anormales. Hipotensión ortostática no resulta con fluidoterapia.

Tratamiento

1. Agudo: Proteger de golpes. Decúbito supino con elevación de piernas. Vigilancia y permeabilidad vía aérea.
2. A largo plazo: según causa. Neurocardiogénico: betabloqueantes, consumir sal, fluorocortisona. Situacional: evitar desencadenantes. Psicológico: derivación y valoración por su parte. Hipoglucemia: averiguar origen, dextrosa a 0,5 g/kg IV. Neurológico (migraña o convulsivo): anticonvulsivantes o antimigrañosos. Cardiogénico: valoración por cardiología; farmacoterapia según causa.
3. Espasmos del sollozo: tranquilizar a padres, explicar fisiopatología. El consumo de suplementos de hierro disminuye frecuencia variedad cianótica. En la variedad pálida usar anticolinérgicos si los episodios suceden con mucha frecuencia.

Recomendaciones para pacientes con síncopes vasovagales

Decir al paciente que evite la posición ortostática prolongada, ambientes calurosos y concurridos en lo posible. Evitar cese brusco del ejercicio extenuante.

Reconocer síntomas premonitorios: posición de decúbito, en cuclillas, o sedestación con cabeza entre las piernas. Evitar cambios bruscos de posición.

Hidratación abundante. Evitar ayunos prolongados.

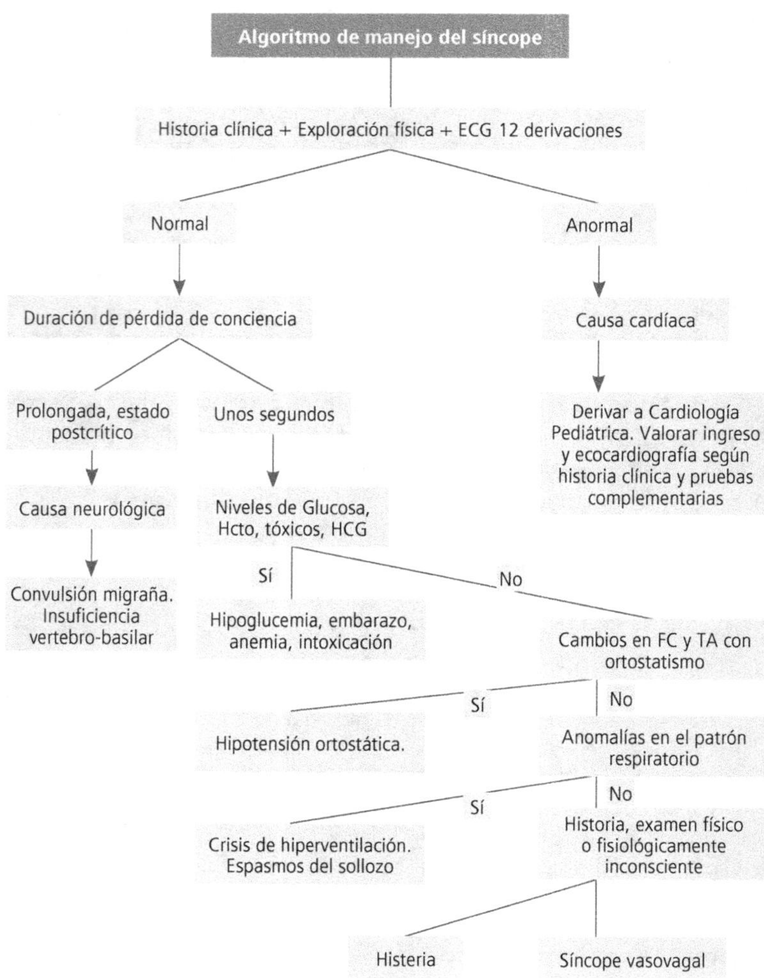

Bibliografía

1. Fernández Sarabia, J. Síncope. Guía de actuación en Urgencias Pediátricas. Ergón. 2009.
2. Pediatr Rev 2000; 21:384.
3. Pediatría de Bolsillo. Wolters Kluwer Health España. 2010.
4. Protocolos de la Sociedad Española de Cariología Pediátrica y Cardiopatías Congénitas.

Aurelio López de la Cova.
Francisco Javier del Castillo Tirado.
Mª Begoña García Hidalgo.

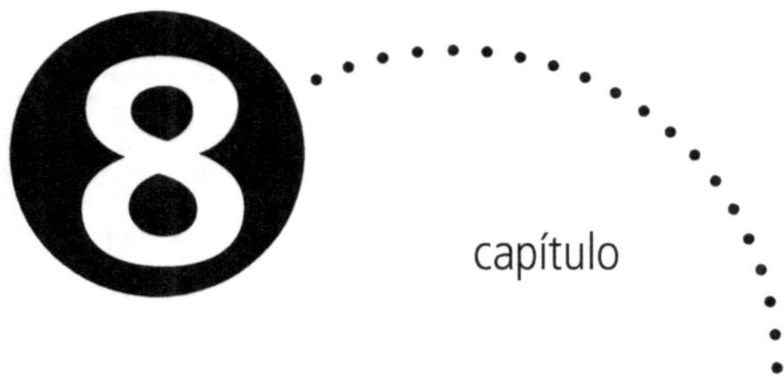

Convulsiones

Cuadro clínico de comienzo brusco caracterizado por contracciones musculares anormales, generalizadas o localizadas, tónicas, clónicas o tónico-clónicas acompañadas, en ocasiones, de alteración del nivel de conciencia, pudiendo ser de naturaleza epiléptica o no.

En un niño es una emergencia médica con graves riesgos de mortalidad y de secuelas neurológicas. Su evolución va a depender de la causa que la ha ocasionado y de su duración.

Tipos de crisis según su semiología

1. Parciales simples: sin deterioro del nivel de conciencia. Manifestaciones motoras, sensitivas, autonómicas o psíquicas.
2. Parciales complejas: crisis parciales con alteración del nivel de conciencia.
3. Parciales secundariamente generalizadas: evolución de cualquiera de las previas.
4. Generalizadas primarias: ausencias típicas/atípicas, mioclónicas, tónicas, clónicas, tónico-clónicas, atónicas.

Tipos de crisis según su etiología

Neonatos	Lactantes y niños	Adolescentes
Encefalopatía hipóxico- isquémica o hemorrágica Infecciones generalizadas o del SNC Metabolopatías Alteraciones hidroelectrolíticas Malformaciones	Convulsión febril Infección sistémica o del SNC Alteraciones Hidroelectrolíticas Intoxicaciones Epilepsia	Supresión o niveles sanguíneos bajos de anticomiciales Traumatismo craneoencefálico Epilepsia Intoxicación por drogas o alcohol Lesión ocupante de espacio

Crisis febriles

Suelen aparecer el primer día del proceso febril, produciéndose con cambios de temperatura bruscos, correspondiendo a temperatura mayor de 38° en el 75% de los casos, predominando las crisis tónico – clónicas. Constituyen más del 50% de las crisis que llegan a urgencias.

Se definen como un trastorno relacionado con la edad, caracterizado por convulsiones que ocurren con la fiebre, sin evidencia de infección intracraneal. La edad habitual es entre 6 meses y 5 años de edad y existe predisposición genética a padecerlas.

Diagnóstico

Anamnesis

1. Preguntar a la persona que estaba presente durante la crisis.
2. Valorar los antecedentes familiares: crisis febriles y epilepsia.
3. Antecedentes personales: perinatales, desarrollo psicomotor, antecedentes de encefalopatía (retraso mental, parálisis cerebral), crisis febriles.
4. Si el niño es epiléptico previamente: preguntar por la medicación, si cumple las pautas o se ha cambiado recientemente.
5. Antecedentes recientes de traumatismo craneal, fiebre, vómitos, cefalea, ingesta de fármacos o tóxicos.
6. Características del episodio: puede orientar hacia la etiología.
   a. Duración. Tipo y localización de los movimientos. Alteración o pérdida de la consciencia.
   b. Acontecimientos previos a la crisis: palpitaciones, mareo, sudoración, aura con parestesias o alucinaciones. TCE.

Exploración física

1. Exploración general: tensión arterial, temperatura, saturación de oxígeno, glucemia, valoración de la función cardiorrespiratoria, signos externos de traumatismo. Si hay fiebre buscar foco.

2. Exploración neurológica completa: con valoración del nivel de conciencia, signos de focalidad y fondo de ojo.

Pruebas complementarias

1. Hemograma, bioquímica, gasometría, iones (con calcio y magnesio): siempre en una primera crisis afebril. No se recomienda en crisis febriles.
2. Valorar los niveles de fármacos antiepilépticos: así valoramos si cumple el tratamiento.
3. Punción lumbar: solo si sospechamos de meningitis o meningoencefalitis
4. Indicaciones de prueba de neuroimagen urgente (TC cerebral):
   a. Neonatos y lactantes.
   b. Sospecha de encefalitis o lesión del SNC.
   c. Alteración de la conciencia que no mejora en el tiempo.
   d. Niños con focalidad neurológica.
   e. Varias crisis mantenidas en el tiempo.
   f. Clínica de hipertensión intracraneal.
   g. Niños con traumatismo craneal y crisis.

Tratamiento

1. Estabilización de las funciones vitales (ABCDE).
   a. Vía aérea: Mantener en decubito lateral (salvo si existe traumatismo previo).
   b. Aspirar secreciones.
   c. Poner cánula orofaríngea.
   d. Ventilación: Administrar O2 100% (mascarilla con reservorio, intubación endotraqueal)
   e. Valorar: color, movimientos torácicos, frecuencia respiratoria, auscultación pulmonar, pulsioximetría.

2. Circulación: Canalizar vía IV.
   a. S. Glucosado 5%
   b. Valorar: perfusión periférica, pulsos, frecuencia cardiaca, tensión arterial.

3. Determinación de glucemia (tira reactiva). Extraer sangre para laboratorio (electrolitos, pH, gases, bicarbonato, urea, creatinina, niveles de anticonvulsivantes).
   a. Si hipoglucemia: S. Glucosado 25% 2 ml/kg. IV.

4. Administración de medicación anticonvulsiva.
5. Min. 0-5: Diazepam2 0,3 mg/kg IV en 2-4 min. (max: 10 mg) ó 0,5 mg/kg rectal.

6. En los niños menores de 18 meses debe ensayarse una dosis de piridoxina 150 mg/kg IV (50 mg en recién nacidos).
7. Min. 5-10: Repetir la dosis de diazepam.
8. Min. 10: Fenitoína 15-20 mg/kg IV (max: 1 g) en 10-20 min (monitorización ECG y TA).
9. Min. 20: Repetir la dosis de diazepam (riesgo de depresión respiratoria).
10. Min. 30: Fenitoína 10 mg/kg IV o fenobarbital 15-20 mg/kg IV.

A partir de este tiempo se considera un status epiléptico debiéndose proceder a la inducción de un coma barbitúrico. Cuando la crisis no revierte con el tratamiento habitual es necesario descartar que exista alguna causa subyacente, fundamentalmente: lesiones estructurales, traumatismo, infección del SNC, metabolopatía, intoxicación.

Niño postcrítico: No necesita tratamiento específico. Asegurar vía aérea, vigilar constantes y vía venosa con sueroterapia de mantenimiento. Antitérmicos si fiebre. Vigilar recuperación del nivel de conciencia. Investigación etiológica.

Status epiléptico

Crisis con duración mayor de 30 minutos o varias crisis que recurren en el tiempo sin recuperar la conciencia entre ellas de al menos 30 minutos.

La tendencia actual es considerar estatus y tratar como tal toda aquella crisis que supere los 5-10 minutos de duración, por ello se debe asumir que todo paciente que llegue a la urgencia aún convulsionando está en estatus. Si esto sucede, debemos:

1. Asegurar funciones cardiorrespiratoria y hemodinámica (ABC).
2. Aporte de glucosa (si hay hipoglucemia, aportar glucosa al 10% a 2 ml/kg).
3. Monitorizar y control de constantes.
4. Avisar a CIP
5. Administrar Fenitoína a 20mg/kg IV a pasar en 20 minutos

Criterios de ingreso

1. Estatus epilépticos o crisis repetidas.
2. Alteración en el nivel de conciencia o en la exploración neurológica.
3. Pacientes con crisis sintomáticas agudas secundarias a alteración del sistema nervioso central o a trastorno metabólico.
4. Paciente epiléptico con descompensación (aumento del número de crisis habituales).

Criterios de derivación a la consulta de neuropediatría

1. Toda crisis epiléptica no febril será remitida a la consulta de neurología.
2. Paciente epiléptico conocido mal controlado.
3. Paciente con crisis febriles atípicas, o típicas con gran recurrencia.

Bibliografía

1. Febrile Infection-Related Epilepsy Syndrome without Detectable Autoantibodies and Response to Immunotherapy: A Case Series and Discussion of Epileptogenesis in FIRES.van Baalen A, Häusler M, Plecko-Startinig B, Strautmanis J, Vlaho S, Gebhardt B, Rohr A, Abicht A, Kluger G, Stephani U, Probst C, Vincent A, Bien CG.Neuropediatrics. 2012 Aug;43(4):209-16. Epub 2012 Aug 21.
2. Herranz, JL, Argumosa A. Estatus convulsivo. Bol Pediatr 2006; 46(Supl 1): 42-8.
3. Juan Carlos Molina Cabañero, Mercedes de la Torre Espí. Convulsiones. Servicio Urgencias. Hospital Infantil Universitario Niño Jesús. Madrid. Protocolos diagnóstico-terapéuticos de Urgencias Pediátricas SEUP-AEP. 2008. Pag 47.
4. http://www.aeped.es/sites/default/files/documentos/convulsiones.pdf
5. Offringa M, Moyer VA. Evidence based management of seizures associated with fever. BMJ 2001, 323: 1111-4.
6. Status epilepticus in children.Holland K, Shinnar S.Handb Clin Neurol. 2012;108:795-812.

Ana María Pozo Cascajosa.
Raúl Illanes Leiva.
María Cruz García Muñoz.

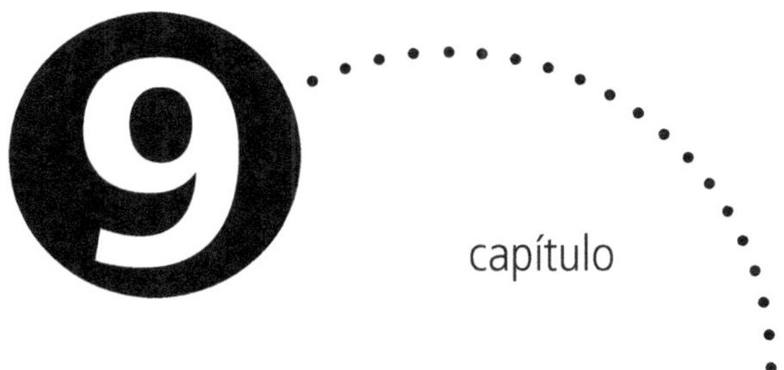

Cefalea en Urgencias

Introducción

La cefalea es una consulta frecuente en los servicios de urgencias. La mayoría son de carácter benigno, sean migrañosas o como primer síntoma de una viriasis. Sin embargo, hay que saber descartar procesos malignos que requieran de estudios posteriores.

Manejo

Incidir en la historia clínica sobre la edad de inicio (probable causa orgánica en menores 5 años), su frecuencia y la forma de inicio. La cefalea tensional es continua o aumenta a lo largo del día. La cefalea migrañosa no presenta un horario fijo. Si es de causa orgánica el dolor es continuo, de mayor intensidad al despertar.

Es útil preguntar sobre patrones anteriores. De inicio agudo suele indicar causa secundaria (como infección). Aguda recurrente en migraña o cefalea tensional. En caso de crónica progresiva pensar en tumor, absceso, hemorragia; aumentando la severidad y la frecuencia. Crónica no progresiva suele asociarse a cefalea tensional.

Indagar si existe aura o signos previos. Exposiciones ambientales como en la intoxicación por CO. Síntomas acompañantes como fiebre, pérdida de peso, ataxia, déficits visuales, fotofobia, sonofobia. Preguntar por factores desencadenantes: ansiedad o depresión, chocolate, quesos, frutos secos, cítricos.

Exploración física

1. General: tensión arterial, temperatura, signos vegetativos, fontanelas (si están a tensión), exploración abdominal, ORL, alteraciones dentición, perímetro craneal.
2. Neurológica: consciencia y orientación, atención, pares craneales, tono muscular, agudeza visual, coordinación, sensibilidad, signos meníngeos, etc.
3. No se recomiendan estudios habituales de imagen para cefalea recurrente y exploración neurológica normal.

Signos y síntomas de alarma

Síntomas

Cambio de características. Intensa de inicio brusco. No deja dormir. Aumentada al cambiar de postura. Aumenta a lo largo del día. Vómitos "en escopeta". Convulsiones. Cambio de carácter o en el rendimiento escolar. Menor de 5 años. Escasa respuesta al tratamiento. Síntomas neurológicos previos o acompañantes.

Signos

Características	Migraña	C. Tensional	Organicidad
Edad de inicio	Infancia	Adolescencia	Variable
Frecuencia	< 15 días/mes	Diario	Diario
Tiempo evolución	Años	Meses	Semanas/meses
Desencadenantes	Variado: estrés, emoción	Ansiedad, depresión	HTIC, Valsalva
Localización	Frontal/ hemicraneal	Occipital, holocraneal	Variable
Intensidad	Moderada/ intensa	Leve/moderada	Leve/moderada
Calidad	Pulsátil	Opresiva	Opresiva
Se asocia con	Aura visual, vómitos, fotofobia	Mareos, fonofobia	Signos neurológicos, cambios conducta
Duración	Horas (>3 < 72)	Constante (>30 min)	Diaria

Tratamiento

Individualizado.

Medidas ambientales

Lugar tranquilo, con poca luz, sin fuentes de ruido.

Medidas farmacológicas

Ibuprofeno a 10mg/kg cada 8 horas. Paracetamol 15-20 mg/kg/6 horas. Antieméticos como metoclopramida a 0,2 mg/kg en 2-3 tomas. Reservar los triptanes para pacientes mayores de 12 años con crisis migrañosas frecuentes. Contraindicados en HTA, insuficiencia hepática y ACV. Usar sumatriptán en formulación nasal, 10-20 mg. Puede usarse una segunda dosis a las dos horas si no ha habido respuesta inicial con recurrencia. No más de 2 dosis de 20 mg/día. Otros: Zolmitriptán y Rizatriptán. No hay diferencia estadísticamente significativa entre diferentes analgésicos.

En status migrañoso refractario (> 72h) puede usarse dexametasona: 0,3-0,6 mg/kg/día.

Criterios de derivación

a) Hospitalario: cefalea muy intensa, refractaria al tratamiento o acompañada de vómitos. Hallazgos en exploración neurológica. TCE moderado o grave.
b) Consulta de pediatría/neurología: migraña con aura. Migraña con dos crisis al mes o cefalea tensional más de 15 episodios al mes.

Bibliografía

1. Concepción A, Martín Viota L. La cefalea en Urgencias. Guía de actuación en emergencias pediátricas. Ergón. 2009.
2. D. Folgado Toledo, R. del Pozo Melero, S. Antón Romero, J. Arcas Martínez.Cefalea. Manual de Diagnóstico y Terapéutica en Pediatría. PUBLIMED. 5ª Edición. 2011.
3. Pediatr Rev 2007; 28:43.
4. Damen L, Bruijn JK, Verhagen AP, Berger MY, Passchier J, Koes BW. Symptomatic treatment of migraine in children: a systematic review of medication trials. Pediatrics. 2005;116:e295–e302. doi: 10.1542/peds.2004-2742

Francisco Javier del Castillo Tirado.
Aurelio López de la Cova Peña.
Rosa Ana del Castillo Tirado.

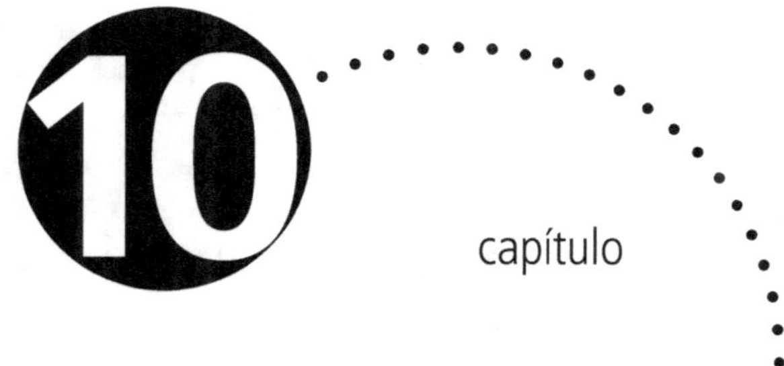

Urgencias endocrinológicas en pediatría de Atención Primaria

Cetoacidosis diabética (CAD)

La CAD es un cuadro potencialmente grave, que se caracteriza por la presencia de acidosis metabólica por acumulación de cuerpos cetónicos secundaria a niveles de insulina insuficientes, y que el médico especialista en Atención Primaria debe saber reconocer y tratar. En el niño y el adolescente, se suele producir por:

- Diabetes Mellitus de debut
- Infradosificación de insulina o mal cumplimiento terapéutico. Transgresiones dietéticas. Insulina en mal estado. Fallo del mecanismo en caso de bomba de infusión continua de insulina.
- Enfermedades concurrentes
- Fármacos: corticoides
- Alcohol y otras drogas.

Síntomas y signos de presentación

a) Recién nacidos y prescolares: Dolor abdominal, irritabilidad, vómitos. Signos de deshidratación (Taquicardia, pulso débil, signo del pliegue...) y fallo de medro, incluso importante pérdida de peso. En casos graves, disminución de la reactividad y respuesta a estímulos, somnolencia y bajo nivel de conciencia. Olor afrutado del aliento (Fétor cetósico). Respiración de Kussmaul (Lenta y profunda). Enuresis nocturna en prescolares, en lactantes aumento significativo de la necesidad de recambio de pañales. Acantosis nigricans.
b) Escolares y adolescentes: Dolor abdominal, vómitos, poliuria, polidipsia. Respiración de Kussmaul, fétor cetósico. Signos de deshidratación, alteraciones en el nivel de conciencia.

Siempre debe explorarse el nivel de conciencia y determinar el grado de deshidratación del niño (Nunca inferior al 5%)

Pruebas complementarias a solicitar

1. Glucemia capilar. Habitualmente > 300 mg/dl
2. Cetonemia (Si está disponible), o en su defecto cetonuria.
3. Si está disponible, gasometría
4. Otras pruebas en función de la etiología o causa desencadenante que se sospeche (Radiografía simple si está disponible)

¿Es una CAD severa o no?

Es importante diferenciar los cuadros de CAD leve de los graves, ya que mientras que los primeros pueden resolverse en el ámbito domiciliario con medidas de soporte y reajustes de dosis de insulina, los cuadros graves requieren atención especializada urgente y derivación a centro hospitalario de referencia. En la tabla 1 se resumen las características básicas de los cuadros de CAD leve, moderada y grave.

Tabla 1. Características de los cuadros de CAD

	Leve	Moderada	Grave
Glucemia		> 250 mg/dl	
pH arterial	7.3-7.25	7.24-7.10	<7.1
Bicarbonato (mEq)	18-15	15-10	<10
Cetonemia (mmol/l)	0.6-0.9	1.0-2.9	>3.0
Cetonuria	+	++	+++
Alteraciones del estado mental	Alerta	Somnolencia	Estupor/coma
Grado de deshidratación	5%	7%	10%
Actuación inicial	Contactar con atención especializada. Si no mejora remitir a Urgencias de Centro de Referencia	Contactar con atención especializada. Remitir a Urgencias de Centro de Referencia	EMERGENCIA!!! Derivar de inmediato a Urgencias de Centro de Referencia
Duración	Horas (>3 < 72)	Constante (>30 min)	Diaria

Toda CAD moderada-severa debe ser derivada a Urgencias del centro de referencia. En caso de CAD leve, debe contactarse con Atención Especializada. Si el niño tolera la vía oral, su estado general es bueno y no presenta alteraciones graves, puede optarse por rehidratación oral e insulinoterapia sc. domiciliaria, pero sólo si se dan estas premisas. Esta situación se detalla en el apartado "Actuación en días de Enfermedad"

Manejo de CAD en el ámbito no hospitalario

El médico de Atención Primaria, por sus circunstancias, puede ejercer en áreas rurales lejanas a los centros de referencia. Por ello, es importante que conozca el manejo inicial de la CAD, aunque en la gran mayoría de casos se derive a centros de referencia.

1. Medidas generales
   a) Canalización de acceso venoso
   b) Control de glucemia capilar cada hora/media hora
   c) Toma de constantes y vigilancia del nivel de conciencia

2. Fluidos
   a) Primera medida terapéutica, incluso antes de insulinoterapia (Al menos 60-120 minutos antes de iniciarla)
   b) En líneas generales, iniciar sueroterapia de mantenimiento con suero salino fisiológico (SSF) según peso del niño (Regla de Holliday), más 100 ml/Kg extras para reposición de deshidratación. EVITAR REHIDRATACIONES RÁPIDAS E INTENSIVAS (>4 l/m2/24h o 10-12 ml/kg/h) a fin de minimizar el riesgo de edema cerebral. Se recomienda corregir el 50% del déficit en las primeras 24 h, el resto en 48 h. Si es una CAD leve y el paciente tolera la vía oral, puede utilizarse rehidratación oral.
   c) En caso de shock, administrar un bolo de 10-20 ml/Kg de SSF en 30 minutos, y repetir las veces que sean necesarias hasta revertir
   d) En caso de hipopotasemia o normopotasemia, añadir de 10 a 20 mEq de ClK o de fosfato monopotásico a cada suero de 500cc.
   e) Si la glucemia tras la administración de insulina desciende por debajo de 250 mg/dl, suspender SSF e iniciar Suero Glucosado al 5% (SG5%)
   f) Sólo se aportará bicarbonato en caso de acidosis metabólica severa (pH <6,9 y/o bicarbonato <5 mEq/l)

3. Insulinoterapia
   a) Si la glucemia es superior a 350 mg/dl, administrar 0.1 UI/Kg de análogo de insulina rápido o ultrarrápido sc previo al traslado.

b) Si la glucemia es superior a 500 mg/dl, puede administrarse un bolo de 0.1 UI/Kg iv de insulina regular humana según algunos autores.
c) NO se recomienda iniciar insulinoterapia intravenosa en infusión continua en centro de salud por el riesgo de edema cerebral. Sólo debe intentarse cuando se dispone de manitol para administración intravenosa, material de intubación y soporte vital avanzado y una infraestructura que permita el traslado inmediato a una Unidad de Cuidados Críticos Pediátrica (UCCP).

Dado que no es el objetivo de esta guía, no entraremos en el manejo hospitalario de la CAD. No obstante, debemos recordar iniciar el tratamiento de la causa de la CAD al mismo tiempo y no demorarlo salvo que sea imprescindible.

Complicaciones de la CAD

1) Edema cerebral

Es de las complicaciones más severas que pueden ocurrir en el tratamiento de la CAD. Su etiología es multifactorial, y aunque es poco frecuente (0,3-1%) tiene una elevada mortalidad (50-80%) y morbilidad (secuelas neurológicas graves en el 35% de los casos). Suele aparecer entre las 4 y 12 h tras el inicio de la rehidratación, cuando hay una aparente mejoría. Para su diagnóstico, se requiere un criterio diagnóstico o dos criterios mayores, o uno mayor y dos menores (Tabla 2), habiendo excluido hipoglucemia. Las convulsiones, el papiledema e incluso la parada cardiorrespiratoria asimismo pueden ocurrir, siendo manifestaciones tardías y de mal pronóstico.

Tabla 2. Criterios clínicos del Edema Cerebral	
Criterios diagnósticos	a) Respuesta alterada a estímulos dolorosos b) Postura de descerebración / decorticación c) Parálisis (III, IV o VI pares) d) Alteraciones del patrón respiratorio (apneas, respiración de Cheyne-Stokes, taquipnea...)
Criterios mayores	a) Disminución o fluctuación del nivel de conciencia b) Desaceleración de la frecuencia cardiaca en más de 20 latidos/min sin causa justificada (Sueño...) c) Incontinencia
Criterios menores	a) Vómitos b) Cefalea c) Letargia d) Presión arterial diastólica >90 mmHg e) Edad <5 años

Debe trasladarse al paciente a una UCCP lo antes posible una vez realizado el diagnóstico. Mantener la cabeza ligeramente elevada, y ha de reducirse un 50% la tasa de infusión de fluidos de rehidratación hasta que la situación clínica mejore.

El tratamiento consiste en la administración de osmolitos, habitualmente manitol (0,25- 1 g/kg) intravenoso durante 20 min (5 mL/kg de solución al 20%) o como alternativa, suero salino hipertónico (3%), 5-10 mL/kg en 30 min. Si es preciso instaurar soporte ventilatorio mecánico, ha de mantenerse la pCO2 por encima de 27 mmHg (3,5 kPa).

2) Hipopotasemia:

Es otra de las complicaciones del tratamiento de la CAD más severas, secundaria al tratamiento insulínico, la expansión de volumen y la corrección de la acidosis fundamentalmente. La clínica es variable, desde la disminución de los reflejos, la letargia y la confusión a las arritmias, la debilidad de la musculatura respiratoria e incluso la parada cardiaca. El diagnóstico se realiza mediante el EKG (Presencia de ondas T de bajo voltaje, de ondas U y prolongación del intervalo QT) y la determinación de los niveles plasmáticos de potasio. En estos casos, NO DEBE ADMINISTRARSE INSULINA HASTA HABER RESUELTO EL CUADRO Y TENER NIVELES SUPERIORES A 3.3-3.5 mEq/l. Debe reponerse potasio, bien con cloruro o fosfato potásico, hasta alcanzar estos niveles.

3) Hipoglucemia

Se evita monitorizando la glucemia de forma estricta. En caso de aparición, puede corregirse con suero glucosado al 10%.

2. Días de Enfermedad

Durante los periodos de enfermedad, un paciente diabético suele requerir mayores dosis de insulina, llegando incluso a cuadros de CAD leve. El médico de atención primaria debe conocer una serie de nociones básicas en su manejo.

¿Qué hacer en caso de enfermedad?

1. NUNCA, BAJO NINGÚN CONCEPTO, OMITIR O SUSPENDER LA INSULINA. Frente a la extendida creencia de que si se vomita o no se ingieren alimentos podría aparecer hipoglucemia, debe recordarse que en la diabetes tipo 1 NO se produce insulina endógena, por lo que el único aporte es el externo, y la enfermedad supone asimismo una situación de resistencia a la insulina y de requerimientos aumentados,

por lo que su suspensión puede desembocar en CAD. Siempre debe mantenerse la dosis basal íntegra (Glargina, detemir o NPH), y si no se ingieren alimentos, aportar insulina en función de la glucemia y del factor de sensibilidad a la insulina del niño.

2. Deben administrarse suplementos de insulina ultrarrápida (Lispro, aspart, glulisina) según la glucemia:
   a) Si se usa NPH como insulina basal o mezclas de insulina, un 20% extra en caso de glucemia >225 mg/dl con cetonuria positiva o cetonemia > 0.5, o un 10% si la glucemia es > 350 mg/dl pero con cetonas negativas.
   b) Si se usa detemir o glargina como basal, se administrará insulina ultrarrápida en función del factor de sensibilidad (Habitualmente 50 mg/dl):
      (i) Cetonuria negativa o cetonemia < 0.5: Se usará el mismo factor de sensibilidad sin cambios. Ejemplo: si la corrección es de 1 UI extra por cada 50 mg/dl por encima de la glucemia objetivo de unos 150 mg/dl y el valor de glucemia es de 357 mg/dl, la corrección es 4 UI (357-150 = 207 ÷ 50 = aproximadamente 4). Si el niño come, se administra la dosis correspondiente de insulina prandial que debería recibir normalmente en la comida en cuestión MÁS la corrección (Ejemplo: si le corresponden en la cena 6 UI, deberá admiistrarse 6+4=10 UI). Si no come, se le administra sólo la corrección (En el ejemplo anterior, las 4 UI).
      (ii) Cetonuria +/++ o cetonemia 0.5-1.5: Misma actuación que en el apartado anterior, pero aumentando un 50% la corrección teórica (En el ejemplo anterior, si la dosis correctora era de 4 UI, habría que administrar 4+2=6 UI).
      (iii) Cetonuria +++ o cetonemia >1.5: Misma pauta de actuación, pero aumentando la corrección teórica al doble. En el ejemplo anterior, si la dosis correctora era de 4 UI, habría que administrar 4+4=8 UI.

3. En caso de inapetencia o escasa ingesta, administrar calorías en forma de bebidas, incluso azucaradas si es necesario. Debe asegurarse una hidratación suficiente en función del peso del niño.
4. Control de glucemia capilar y de cetonuria/cetonemia cada 4 horas
5. Si el cuadro no mejora, acudir de nuevo en 24 horas.

3. Hipoglucemia

La hipoglucemia es la complicación aguda de la diabetes más frecuente en el niño, definida por glucemia inferior a 60-70 mg/dl con síntomas compatibles que van desde temblor, palidez, diaforesis y hambre a síntomas neuroglucopénicos, como cambios en el comportamiento, cefalea, irritabilidad, llanto y labilidad emocional, e incluso convulsiones con pérdida del nivel de conciencia. Se debe a un exceso de insulina (Por sobredosificación accidental), omisión de ingestas, aumento de actividad física no prevista sin consumo concomitante de hidratos de carbono, consumo de alcohol (Sobre todo adolescentes) o cambios de horarios, entre otras causas.

¿Qué hacer en caso de hipoglucemia?

1. Comprobar glucemia capilar
2. Reposición de glucosa en función del nivel de conciencia y la gravedad de la hipoglucemia:

Tabla 3. Actuación en caso de hipoglucemia		
Grado de hipoglucemia	Síntomas	Medidas
Leve	Hambre, cansancio, palidez, temblor, diaforesis	Toma de 10-20 gr de hidratos de carbono por vía oral (200 ml de zumo de naranja, 3-6 galletas...), repetir glucemia capilar en 15 minutos, y en caso de no ser superior a 70 mg/dl, repetir el proceso. No se recomienda el uso de dulces o bebidas azucaradas, debido a la hiperglucemia posterior.
Moderada	Cefalea, dolor abdominal, cambios en el comportamiento, confusión, somnolencia, visión borrosa	
Grave	Desorientación, convulsiones, coma. Incapacidad para la ingesta.	Canalizar vía venosa y administrar suero glucosado al 33%, 30-60ml (Glucosmón 33%, 3-6 amp) o al 50%, 20-40 ml (Glucosmón 50%, 1-2 amp). Repetir glucemia a los 15 minutos, y en caso de no haber recuperado el nivel de conciencia, repetir el proceso. En medio extrahospitalario, administrar glucagón (Glucagen Hypokit ®) 0.5 mg en menores de 10 años y 1 mg en el resto vía sc, iv o im, y decidir traslado en función de respuesta. Tras la administración de glucagón, debe hacerse ingesta de hidratos de carbono.

Tras una hipoglucemia grave, identificar la causa y contactar con atención especializada para ajuste.

Bibliografía

1. Gómez Gila A, González Casado I, García Cuartero B, Barrio Castellanos R, Hermoso López F, López García MJ et al. Cetoacidosis diabética en la edad pediátrica. Av Diabetol. 2007; 23(3): 207-214.
2. Vanelli M, Chiarelli F. Treatment of diabetic ketoacidosis in children and adolescents. Acta Bio Medica 2003; 74; 59-68.
3. Wolfsdorf J, Craig ME, Daneman D, Dunger D, Edge J, Lee WR, et al. Diabetic ketoacidosis. Pediatr Diabetes. 2007 Feb;8(1):28-43.
4. Siafarikas A, O'Connell S. Type 1 diabetes in children - emergency management. Aust Fam Physician. 2010 May;39(5):290-3.
5. Strachan MW, Nimmo GR, Noyes K, Simpson D, Kelnar CJ. Management of cerebral oedema in diabetes. Diabetes Metab Res Rev 2003; 19: 241-247.
6. Kwon KT, Tsai VW. Metabolic Emergencies. Emerg Med Clin N Am 25 (2007): 1041-1060.
7. Curtis JA, Hagerty D. Managing diabetes in childhood and adolescence. Can Fam Physician. 2002 Mar;48:499-502, 505-9.
8. Ryan C, Gurtunca N, Becker D. Hypoglycemia: A Complication of Diabetes Therapy in Children. Pediatr Clin North Am. 2005 Dec;52(6):1705-33.

Antonio Jesús Ortega Martínez.
Alberto Aliaga Verdugo.
Emilio García García.

Dolor torácico

Proceso frecuentemente benigno. Más prevalente en niños mayores de 10 años sin predominio de género. Provoca gran ansiedad de paciente y familia. Es preciso descartar enfermedades que precisen tratamiento inmediato.

Etiología

Múltiple. Puede ser idiopática, traumática, psicógena, síndrome de Tiezte, de causa respiratoria, Gastrointestinal, cardiológica.

Manejo

Medir saturación oxígeno, TA, Tª, FC, FR. Hacer valoración para descartar proceso grave: cianosis, sudoración, alteración constantes vitales, descartar traumatismos, etc.

Anamnesis

- Antecedentes familiares. Incluir Historia familiar de asma, enfermedades cardíacas, síndrome de Marfan, de Ehlers-Danlos. Preguntar si existen antecedentes familiares de cardiopatía o fallecimiento familiar.
- Antecedentes personales: Asma, cardiopatía, etc. Preguntar por posibles desencadenantes: traumatismo, ejercicio, ingestión cuerpo extraño, consumo de tóxicos.
- Características del dolor.

Tiempo de instauración

Agudo (<48 horas: orgánico). Subagudo 48 horas-6 meses. Crónico > 6 meses.

Calidad

Punzante (pleura, parrilla costal). Quemante o profundo (visceral).

Intensidad y frecuencia

No correlación con gravedad de etiología.

Hora del día

No dolor por la noche: psicógeno. Empeora o aparece en la noche: orgánico.

Localización

Superficial, localizado: parrilla costal. Difuso, subesternal, epigástrico: víscera torácica, diafragma y víscera abdominal. Irradiación: patologías infrecuentes en pediatría.

Modificadores

Postura corporal, relación con comidas: gastrointestinal. Ejercicio: cardíaco, respiratorio. Respiración, tos, movimiento: pleuritis, parrilla costal. Estrés: psicógeno.

Síntomas asociados

Fiebre: infeccioso. Disnea: cardíaco o respiratorio. Bómitos, regurgitaciones: Gastrointestinal. Síncopes y palpitaciones: cardíaco. Parestesias: hiperventilación. Dolores de otras localizaciones: psicógeno.

Exploración

Por aparatos y sistemas. Dejar tórax para el final. Prestar atención a constantes vitales y estabilidad hemodinámica. Aspecto general. Descartar signos de alarma. Exploración general.

Exámenes complementarios

Rx tórax y/o ECG: antecedentes de cardiopatía. Valorar otros estudios (ecografía, analítica) ante: enfermedad grave, consumo de cocaína, fiebre y/o datos de infección, traumatismo importante. Investigación toxicológica: dolor en contexto de consumo de cocaína.

Manejo tras aproximación diagnóstica

a) Tratamiento ambulatorio etiológico:

Idiopático (tranquilizar). Musculoesquelético: reposo, analgesia. Psicógeno: tranquilizar, valorar uso de ansiolíticos. Respiratorio: Antibioterapia, broncodilatadores. Gastrointestinal: procinéticos.

b) Derivación hospitalaria:

Inestabilidad hemodinámica. Sospecha enfermedad cardíaca. Intoxicación por cocaína. Traumatismo torácico importante. Mal control de enfermedad respiratoria. Sospecha de neumotórax o neumomediastino. Ingestión de cáusticos. Enfermedad de base de alto riesgo.

Bibliografía

1. Villanueva Accame, Mª Victoria. Dolor Torácico. Guía de actuación en Urgencias pediátricas. Majadahonda (Madrid). Ergón. 2009.
2. Stevens MS, Approach to the child with chest pain. Pediatric Clin N Am 2010; 57; 121-124.
3. Nelson. Tratado de Pediatría. 19ª Edición. Madrid. Elsevier Saunders; 2012.
4. García González, S. Dolor Torácico. Urgencias Pediátricas, diagnóstico y tratamiento. Editorial Médica Panamericana. 5ª edición. 2011.

Francisco Javier del Castillo Tirado.
Mª Dolores Jiménez Guerrero.
Aurelio López de la Cova Peña.

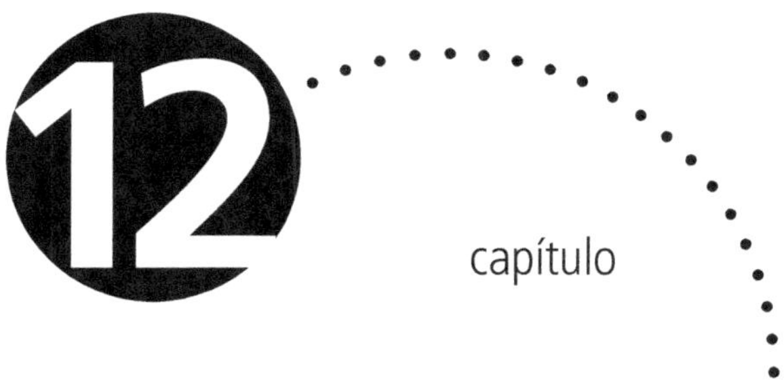

Dolor abdominal

Introducción

El dolor abdominal es uno de los síntomas más frecuentes en la edad pediátrica y a su vez motivo de consulta en urgencias, debiéndose en su gran mayoría a procesos auto limitados, requiriendo sólo el 5% ingreso hospitalario y un 1-2% intervención quirúrgica.

Tipos de dolor abdominal

- Visceral: originado en vísceras huecas o sólidas, de carácter sordo y mal definido, más localizado en la línea media.
- Parietal: aparece con la afectación parietal del peritoneo, y se trata de un dolor bien delimitado y de carácter agudo.
- Referido: de carácter visceral o parietal, define un dolor de gran intensidad, y es originado por una irradiación dermatómica. Ej.: dolor escapular derecho en patología biliar...

Etiología

Menores de 2 años	Menores de 2 y 5 años	Mayores de 5 años
Cólico del lactante GEA Estreñimiento ITU traumatismo invaginación hernia vólvulo	GEA Apendicitis Estreñimiento ITU traumatismo infecciones virales neumonía	GEA apendicitis estreñimiento dolor funcional traumatismo infecciones virales ITU EPI

– Causa médica más frecuente: GEA.
– Causa quirúrgica más frecuente: apendicitis aguda.
– Otras: intolerancias alimentarias, determinados medicamentos, fiebre por sí misma, etc...

Anamnesis

- Antecedentes personales: alergias conocidas, cirugías previas, traumatismos abdominal, dolor abdominal recurrente....

- Características del dolor:
  – Intensidad: 1 al 10 si el niño lo permite.
  – Presentación y evolución: brusco o gradual, constante o intermitente.
  – Localización: nos puede ser de ayuda el hecho de que si el niño se señala muy alejado de la línea media, es indicativo de organicidad y gravedad.
    - Hígado, páncreas, vías biliares, estómago y porción proximal del intestino por lo general se traducen en dolor a nivel epigástrico.
    - Apéndice y colon proximal en región periumbilical
    - Órganos pélvicos y vías urinarias en región suprapúbica.

- Síndromes acompañantes: fiebre (muy alta desde el principio sugiere patología infecciosa, ictericia, estreñimiento, rectorragia, síntomas respiratorios... En niñas adolescentes deberemos recoger menarquía, características flujo vaginal, fecha de última regla....

Exploración física

- Constantes vitales.
- Inspección general: postura, hidratación, coloración, exantemas...
- Exploración extraabdominal: atención a esta patología, que puede reflejarse a nivel abdominal. Testículos, orificios herniarios o percusión renal han de considerarse en todo dolor abdominal

- Abdomen:
  – Inspección: distensión, masas visibles, peristaltismo visible...
  – Palpación: desde el punto más alejado a la zona de máximo dolor, comprobando, masas, defensa, orificios.
    - Blumberg: su presencia es sugerente de apendicitis o peritonitis.
    - Murphy: afectación de vesícula biliar.
    - Rovsing: aporta información a favor de apendicitis.
    - Maniobra del psoas: dolor al extender la cadera derecha o elevar el miembro inferior derecho.
  – Tacto rectal: no de rutina, solo ante la sospecha de fecaloma o apendicitis retrocecal.

Pruebas complementarias

- Hemograma: ante cualquier cuadro infeccioso, hemorrágico, como despistaje precoz.
- Bioquímica: pH y electrolitos serán indicativos en vómitos o diarreas; selectiva según sospecha: amilasa, lipasa....
- Orina: útil para completar estudio de fiebre u otros procesos.
- Radiografía de tórax: prueba más útil en diagnóstico diferencial en un primer momento.
- Ecografía abdominal: útil en estudio de sospecha de patología en víscera abdominal, derrame, patología biliar...

Indicaciones de derivación hospitalaria

- Abdomen agudo
- Vómitos biliosos o fecaloideos
- Sospecha de patología quirúrgica
- Cuerpos cetónicos en orina.
- Sospecha de patología hepato-biliar.

Algunos cuadros de dolor abdominal en consulta de urgencias pediátricas

Apendicitis

Se trata de la patología abdominal quirúrgica más frecuente, y se suelen cometer algunos errores en su diagnóstico.

- Epidemiología: suele ser algo más frecuente en hombres que en mujeres, situándose su incidencia a lo largo de la vida en torno al 8,5%.
- Etiopatogenia: el proceso comienza por la obstrucción del apéndice por diversas causas no bien determinadas. A partir de aquí, se produce un medio idóneo para el sobrecrecimiento bacteriano. Al aumentar la presión, se produce la obstrucción al drenaje linfático, drenaje venoso, isquemia e infarto, desembocando el proceso en la perforación, no siendo irremediablemente el final de esta entidad, con algunos cuadros de resolución espontánea o incluso recurrente.

- Diagnóstico:
  a) Clínica: el dolor es sin duda en síntoma guía de esta entidad. Suele comenzar en zona epigástrica o periumbilical para situarse con su evolución en fosa ilíaca derecha, concretamente en el punto de Mc burney.
  El dolor puede aparecer en fosa renal derecha en caso de apendicitis retrocecal, o semejar cuadro miccional con poliuria y disuria en posición pélvica.

La anorexia es casi constante y las naúseas y vómitos suelen aparecer después del dolor, en caso contrario podría orientarnos más a una gastroenteritis. La fiebre suele formar parte del cuadro, elevándose por encima de los 38°C en caso de perforación.

b) Exploración física: el paciente con apendicitis suele adoptar posturas antiálgicas como flexión de la pierna derecha y suelen permanecer quietos.

El dolor selectivo el punto de Mc burney que no varía con el decúbito lateral es posiblemente el más orientativo, y un blumberg positivo es indicativo de peritonitis. El signo del psoas nos puede orientar a una apendicitis retrocecal.

c) Pruebas complementarias:
- Analítica: reactantes de fase aguda y leucocitosis con desviación izquierda son muy sensibles pero no específicos.
- Rx abdomen: entre los datos sugerentes se encuentran el borramiento del psoas, la inexistencia de aire en fosa iliaca derecha o la presencia de algún nivel hidroaéreo.
- Ecografía abdominal: S del 85% y E del 90%.

  No se debe perder de vista que la mejor prueba posible es la exploración seriada realizada por el mismo médico.

d) Tratamiento: quirúrgico, apendicectomía.

Linfadenitis mesentérica

Se trata de una inflamación de los ganglios mesentéricos y cursa con dolor en fosa inguinal derecha y fiebre que suelen ceder tras unas horas en observación. Suele plantearse como diagnóstico diferencial de la apendicitis, llegándose a intervenir en caso de duda diagnóstica.

Invaginación intestinal

- Concepto, epidemiología y etiopatogenia: se define como la introducción de 1 segmento de intestino en la luz de la porción adyacente. Se presenta en los primeros 6 años de vida, con una incidencia máxima en los primeros 12 meses.

  Son muchos los factores que parecen favorecer el proceso, sin que ninguno de ellos parezca estar totalmente demostrado.
- Clínica: el cuadro comienza con dolor tipo cólico recurrente, con períodos asintomáticos, con posición antiálgica, diarrea o rectorragia. Al final acaba como un cuadro de obstrucción intestinal.
- Exploración física: dolor abdominal generalizado, posible palpación de masa en hipocondrio derecho. El tacto rectal con restos hemáticos apoya el diagnóstico.
- Diagnóstico: la clínica nos sugiere el diagnóstico, una radiografía será de gran utilidad (vaciamiento de aire en ciego y colon ascendente) y

la ecografía se estipula como diagnóstico de elección: "imagen de donut" o "en diana".

- Tratamiento: tanto el tratamiento conservador (reducción hidrostática con enema o aire) como el quirúrgico se realizan en ámbito hospitalario, por lo que su sospecha supone criterio de derivación hospitalaria.

Dolor abdominal recurrente

Se define como la aparición de 3 o más episodios de dolor abdominal de gran intensidad durante 3 meses, y es causa frecuente de dolor abdominal en niños de edad escolar.

- Etiología:
  a) Idiopática.
  b) Síndrome del intestino irritable: su diagnóstico se realiza tras descartar organicidad y con una serie de criterios clínicos.
  c) Estreñimiento.
  d) Múltiple (genética, psicológica, etc).

La actitud ante este cuadro es lo más importante. El exceso de pruebas complementarias aumenta la ansiedad de los padres y el paciente. Una vez descartada previamente la organicidad, es conveniente no abusar de analgésicos y realizar una educación adecuada a padres e hijos sobre este cuadro.

Bibliografía

1. Manual de Diagnóstico y Terapéutica en Pediatría. Hospital Infantil La Paz. PUBLIMED. 5ª Edición. 2011.
2. Urgencias Pediátricas. Diagnóstico y Tratamietno. Editorial Médica Panamericana. 5ª Edición. 2011.
3. Guía de actuación en Urgencias Pediátricas. Ergón. 2011.
4. Tratado Nelson de Pediatría. Elsevier. 19ª Edición. 2012.

Ignacio Nogales Palomeque.
Ramiro Aguilera Tejero

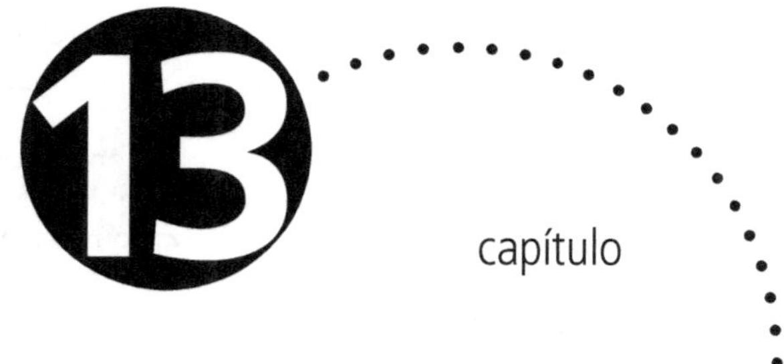

Manejo de la diarrea aguda y síndrome emético

Definiciones y etiología

Diarrea aguda

Aumento del número de deposiciones con disminución de la consistencia de instauración rápida y duración < 14 días. Puede ir acompañada de dolor abdominal difuso, periumbilical. Prácticamente sinónimo de GEA es causa infecciosa.

Etiología

- Víricas: los más frecuentes son Rotavirus, Adenovirus Entérico.
- Bacterianas: Salmonella, Shigella y Campylobacter. E. coli (diferentes cepas, datos escasos sobre su incidencia)
- Parásitos: son infrecuentes.

VÓMITOS

Expulsión forzada del contenido gástrico por la boca, habitualmente acompañada de contracciones vigorosas de los músculos abdominales. Con frecuencia síntoma principal (generalmente benigno y autolimitado) Debe alertarnos como forma de presentación de enfermedad grave (Septicemia)). Generalmente los antieméticos están contraindicados.

Etiología

- Frecuentes:
- RN y lactantes: errores dietéticos, GEA, reflujo gastroesofágico, causas congénitas y adquiridas de obstrucción, infecciones sistémicas y cuadros pertussoides.

- Niños: GEA, sobrealimentación, reflujo gastroesofágico, infecciones sistémicas, medicación, ingestión de tóxicos y cuadros pertussoides.

Anamnesis

- ¿Cuánto tiempo lleva con el cuadro?
- ¿Hay más familiares en la misma situación?
- ¿Se han introducido alimentos nuevos en su alimentación habitual?
- N° de deposiciones (<5 leve, 5-10 moderada, >10 grave, cómo son y si presentan sangre o moco)
- N° de vómitos y tipo (Alimenticios o restos patológicos, en escopetazo, en posos de café,...)
- ¿Tiene fiebre?
- ¿Tiene dolor abdominal?
- ¿Está con tratamiento antibiótico?

Exploración

- *Inspección:* color de mucosas, signos de deshidratación (signo del pliegue, hundimiento de los ojos, diuresis, humedad de la boca, falta de lágrima), en lactantes valoración de fontanelas.
- *Exploración Neurológica Básica, Glasgow.*
- *Faringe y otoscopia.*
- *ACR*
- *Abdomen:* blando, depresible, con o sin dolor a la palpación, RHA mantenidos o aumentados. Descartar abdomen con irritación peritoneal, signos de apendicitis, etc.

Actitud terapéutica

Rehidratación

Salvo contraindicación, la vía de elección es la vía oral. Se utilizará una solución que esté equilibrada en su composición y que tenga la indicación de suero de rehidratación oral.

Se ofrecerán pequeñas cantidades de SRO si el pequeño no está deshidratado (5 ml cada 10-15 minutos la primera hora, luego espaciar hasta 4-6 horas). De forma orientativa ofrecer 10 ml/kg por deposición y 2 ml/kg si vómito. Tras 4-6 horas de rehidratación comenzar con dieta.

Realimentación

Comenzar lo antes posible ya que se asocia a una mejor evolución del cuadro. Los lactantes deben continuar con la lactancia materna o artificial, y sin preparar los biberones más diluidos.

Los niños más mayores deben realizar una dieta variada evitando algunos alimentos que pueden empeorar la diarrea.

Medidas higiénicas

Lavado de manos, no usar mismos cubiertos que el resto de familia. Beber agua natural de botella.

Contraindicados

Antibióticos (sólo en inmunodepresiones con enfermedad grave de base). *Antieméticos*, sales de bismuto, sales de aluminio, inhibidores de la motilidad intestinal, y colestiramina.

Nota: ante sospecha de gea bacteriana realizar coprocultivo ante heces con productos patológicos, si necesidad de ingreso hospitalario. Tratamiento antibiótico:

- Shigella.
- La mayoría de las producidas por E. coli enteroinvasiva y enteropatógena.
- Clostridium difficile.
- E. Histolytica.
- Giardia Lamblia
- Vibrio Cholerae.
- Diarrea con bacteremia en < 3 meses.
- Inmunodeprimidos con enfermedad grave de base.

Anexo 1 (recomendaciones dietéticas y tratamiento coadyuvante en gea)

Alimentos permitidos (dieta astringente)

- Sopa de arroz, sopa de zanahoria, puré de patatas y zanahorias, sopa de pescado.
- Huevo pasado por agua, duro o en tortilla.
- Pescado cocido o a la plancha. Los pescados deben ser blancos: pescada (congelada o fresca), lenguados, rape, faneca y gallo.
- Carne de ave (pollo, pavo,..) cocida o a la plancha (sin piel).
- Frutas: manzana asada, manzana oxidada con una gotas de limón (rallada o pelada y partida en trozos dejando al aire un rato para que se oxide), membrillo, plátano maduro.
- Pan blanco tostado, o pan de molde.
- En el desayuno se tomarán infusiones claras de té o manzanilla, edulcoradas con sacarina y pan tostado.
- Durante toda la duración del proceso se mantendrá la rehidratación con Sueroral Hiposódico o Limonada alcalina.

Observaciones

- No debe tomar leche ni derivados, y/o restricción de lácteos, excepto en lactantes donde se mantendrá la lactancia materna o artificial.
- Frutas y verduras se evitarán crudas. Evitar durante una semana verduras de color verde: acelgas, espinacas, lechugas... así como la ingestión de almendras, compotas, nueces, pan negro, por su efecto laxante.
- No tome dulces: caramelos, chocolates, pastelería, azúcar...
- Evite las bebidas muy frías, todo tipo de bebidas refrescantes, así como las aguas minero-medicinales con gas.

Tratamiento coadyuvante

En general el uso de inhibidores de la motilidad no tienen indicación en la población pediátrica por no haber demostrado su eficacia y/o por la existencia de importantes efectos secundarios.

En las Diarreas por rotavirus y por antibióticos (clavulánico) ha mostrado un acortamiento de éstas los probióticos (Ultralevura[R]).

Tania Ortiz Puertas.
Eva Mª Gómez Ortiz.
Carmen Mª García Ortiz.
Miguel Ángel Martínez Montes.

Deshidratación aguda

Definición

Es la reducción del contenido hídrico del organismo. Se acompaña de trastornos electrolíticos y del equilibrio ácido-base.

Clasificación

- *Intensidad:* pérdida del peso inicial: <5% leves, 5-10% moderadas, >10% graves.
- *Clínica:* extracelular (signo del pliegue, hundimiento de los ojos, sequedad de mucosas, piel fría) e intracelular (irritabilidad, signos neurológicos, fiebre, oliguria precoz, mucosas secas y arrugadas,... convulsiones, coma).

Valoración clínica

Mediante Store de Gorelick (cada uno de los ítems se valora con un punto):

Elasticidad cutánea disminuida	Tiempo de recapilarización > 2segundos
Ausencia de lágrimas	Respiración anormal
Mucosas secas	Ojos hundidos
Pulso radial normal	Taquicardia >150 latidos por minuto
Diuresis disminuida	

(Deshidratación leve 1-2ptos; moderada 3-6ptos, grave> 6ptos.)

Signo	Deshidratación leve	Deshidratación moderada	Deshidratación grave
Fontanela anterior	Normal	Hundida	Muy hundida
Estado general	Normal	Irritable	Semi-inconsciente
Sed	Normal	Bebe con avidez	No puede beber
Ojos	Normal	Hundidos	Muy hundidos
Lágrimas	Normal	Escasa	Ausente
Mucosa oral	Hidratada	Seca	Muy seca
Frec. Respiratoria	Normal	Normal o aumentada	Aumentada
Frec. Cardiaca	Normal	Normal o taquicardia	Bradicardia o taquicardia
Diuresis	Normal	Oliguria	Anuria
Pulso	Normal	Normal o disminuido	Filiforme o ausente
Llenado capilar	<2 Segundos	3-5 Segundos	>5 Segundos
Piel	Normal	Normal o palidez	Pálida y fría
Perdida de peso	<5%	5%-10%	>10%

Actitud terapéutica

Leve y moderada

- Sueroterapia oral: 5ml cada 5 o 10 min durante una hora, si tolerancia espaciar cada 15-30 min durante 4 u 6 horas, si tolerancia comenzar con dieta blanda.
- Paracetamol (0.15cc x Kg x dosis) si dolor.
- Observación domiciliaria y revisión cada 48 horas.

Grave

- Derivación hospitalaria: Criterios de derivación hospitalaria (1. Deshidratación moderada o grave. 2. Deshidratación (cualquier grado) si hay vómitos incoercibles. 3. Empeoramiento clínico a pesar de una correcta hidratación por vía oral. 4. Afectación del estado general.

5. Menores de 2 meses. 6. Dudas clínicas con proceso quirúrgico. 7. Paciente con patología de base.

- Sueroterapia oral o IV según manifestaciones clínicas.
- Indicaciones rehidratación IV: absolutas (signos de shock, sepsis, o íleo paralítico. Alteración del nivel de conciencia. Fracaso de la rehidratación oral o por SNG). Relativas (deshidratación grave. Alteraciones hidroelectrolíticas importantes. Vómitos incoercibles).
- Control de constantes vitales.
- Pruebas diagnósticas (analítica, serología, coprocultivo,...).

Bibliografía

1. Wathen JE, MacKenzie T, Bothner JP. Usefulness of the serum electrolyte panel in the management of pediatric dehydratacion treated with intravenously administered fluids. Pediatrics 2004;114 (5):1227-1234.
2. Pons S, Pereda A, Manrique I. Composición de las soluciones de rehidratación oral. En: Sociedad Española de Urgencias de Pediatría. Manual de Rehidratación oral; pág. 46-51.
3. Spandorfer P, Alessandrini E, Joffe M, Localio R, Shaw K. Oral versus intravenous rehydration of moderately dehydrated children: a randomized, controlled trial. Pediatrics 2005;115:295-301.
4. Berman RE, kliegman RM, Jenson HB. Nelson textbook of pediatrics. 18th ed. Philadelphia: Saunders; 2007.
5. Benito j, Luaces C, Mintegi S, Pou j. Urgencias en pediatría. Madrid; Ergon; 2005
6. Bras J, de la Flor JE. Pediatría en atención primaria. 2ª ed, Barcelona: Masson; 2005
7. Chang SL, Shortliffe LD. Pediatric urinary tract infection. Pediatr Clin N Am 2006; 53:379-400
8. Cruz-Hernández M. Tratado de Pediatría. 9ª ed. Madrid: Ergon; 2006.

Tania Ortiz Puertas.
Eva Mª Gómez Ortiz.
Carmen Mª García Ortiz.
Miguel Ángel Martínez Montes.

Manejo de la tos

Definición

"La Tos es un mecanismo importante para la movilización de secreciones, cuerpos extraños y factores irritantes para el tracto respiratorio". Debemos recordar:

- Es un motivo de consulta frecuente en la práctica médica.
- Es un síntoma, no una enfermedad.
- Distinguimos entre tos aguda (< 3 semanas) y tos crónica (> 3 semanas).

Etiología

Tos aguda: Infecciones respiratorias de vías altas (faringitis, sinusitis, laringitis, traqueítis); Asma (en ocasiones como único síntoma). Infecciones de vías respiratorias bajas (bronquitis, neumonía). Otras menos frecuentes: Cuerpo extraño, Inhalación de humos o irritantes, Tosferina.

Etiología más frecuente de tos crónica según la edad		
Menores de 1 año	**1-6 años**	**Mayores de 6 años**
ERGE	Infección ORL	Asma o tos equivalente
Anomalías congénitas	ERGE	Sinusitis
Asma del lactante	Aspiración CE	Tos psicógena
Infecciones	Infecciones	ERGE
Trastornos deglución	Malformaciones pulm	Malformaciones pulm
Fibrosis quística	Inmunodeficiencias	Bronquiectasias
Tabaquismo pasivo	Tabaquismo pasivo	Tumores
	Laringitis aguda	
	Crup	

Etiologías no tratadas en otros capítulos de la guía

Foco ORL (goteo postnasal)

Se trata de una tos de la vía aérea superior provocada por secreciones que descienden de la nariz o senos.

- Típico en niños de edad prescolar. Comienza con infecciones repetidas de las vías altas que puede evolucionar a: hipertrofia adenoamigdalar, otitis, cuadros obstructivos del sueño.
- Etiología
  - Vírica
  - Bacteriana: S.pneumoniae, H.influenzae, M.catarrhalis, S.aureus.

Aspiración Cuerpo Extraño

- Vías Aéreas Altas
  - Típico en niños de 1-3 años.
  - Clínica: Tos + Estridor. Cuando pasa desapercibido puede evolucionar a sobreinfección.
- Ótico: Tos por estímulo del Nervio de Arnold (rama auricular del Vago).

ERGE

- Típico en los 2 primeros años de vida (debido a la incompetencia del esfínter esofágico).
- Complicaciones: Cuadros aspirativos, fibrosis pulmonar, bronquiectasias.

Trastornos Deglutorios

Producido por patología neuromuscular, fisura palatina o parálisis de las cuerdas vocales.

Tos psicógena

Posee un sonido peculiar (graznido), llamativo la "bella indiferencia" y desaparece durante el sueño.

Clínica

Historia

Historia neonatal, alimentación, dermatitis atópica, patología digestiva, patología respiratoria, ORL, problemas respiratorios durante el sueño, aspiración CE, valorar inmunodeficiencias, historia ambiental, asfixias recientes.

Características de la tos

- ¿Cómo es?

- Sonido: Laríngea, traqueal, bronquial.
- Productiva o no.
- ¿Cuándo?, ¿Cuánto?, ¿Cómo comenzó?

Antecedentes Familiares

Atopia primer grado, TBC, FQ, tos crónica.

Inmunizaciones, Mantoux realizado

Características que orientan a una etiología concreta	
Tipo de tos	**Etiología probable**
Metálica	Traqueítis, psicógena
Paroxística	Cuerpo extraño, FQ, B pertussis
Blanda, discontinua, productiva	Infección vías altas, bronquiectasias, FQ
Desaparece con sueño	Psicógena
Aumenta por la mañana	Bronquiectasias, FQ
Nocturna	Asma, sinusitis
Con estridor	Laringitis, tosferina
Con ejercicio	Asma, bronquiectasias, FQ

DIAGNÓSTICO Y TRATAMIENTO DE LA TOS

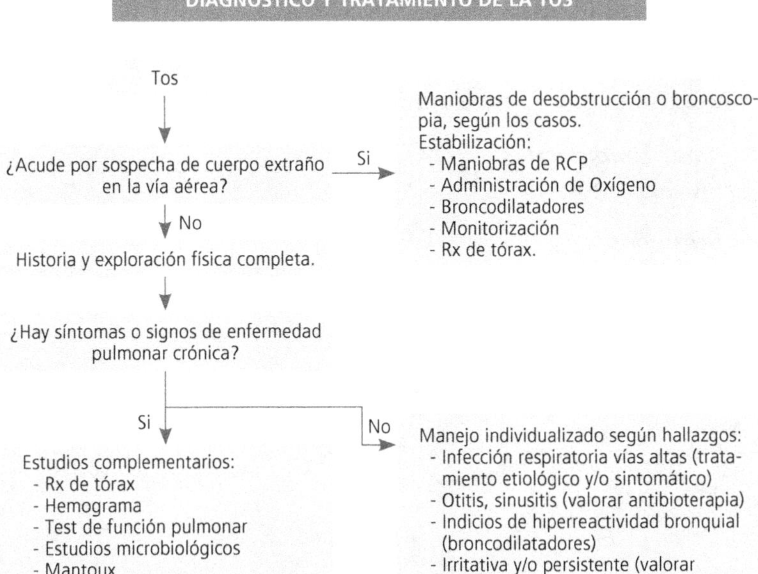

Tratamiento

La tos es un síntoma no una enfermedad. Por lo que el objetivo es encontrar la causa y tratarla.

Foco ORL

- Infecciones amigdalares de repetición: Plantear cirugía.
- Sinusitis: Antibióticos que abarquen gérmenes más frecuentes durante 2-3 semanas.
- Rinitis persistente/hipertrofia cornetes/pólipos: Corticoides nasales.

Tos equivalente asmática

Corticoides inhalados +/- broncodilatadores hasta desaparición de síntomas (6-8 semanas). En tos persistente inespecífica se ha usado terapia antiasmática como corticoides inhalados, montelukast o cromonas inhaladas (tos > 3-4 semanas sin etiología); aunque no existe evidencia sugerente del beneficio de estos tratamientos.

ERGE

Medidas dietéticas, procinéticos, antagonistas de H2.

Postinfecciosa

Individualizar según etiología.

Psicógena

Antitusígenos de forma transitoria y como apoyo psicológico.

Factores Ambientales

Evitar tabaquismo.

Antitusígenos

- Los más usados: dextrametorfano, dimemorfano y codeína en mayores de 5 años.
- No se ha demostrado que los mucolíticos y expectorantes aporten ningún beneficio.

Bibliografía

1. Manual de Diagnóstico y Terapéutica en Pediatría. Publimed 5ª Edición. 2011.
2. Urgencias Pediátricas. Diagnóstico y Tratamiento. Editorial Médica Panamericana. 5ª Edición. 2011.
3. Tratado Nelson de Pediatría. Editorial Elsevier. 18ª Edición. 2007.
4. Actualización en Urgencias Pediátricas II. Grupo 2 Comunicación médica. 2010.

Rosa Mª Cazallas Casado.
Mª Dolores Alcalde Molina.

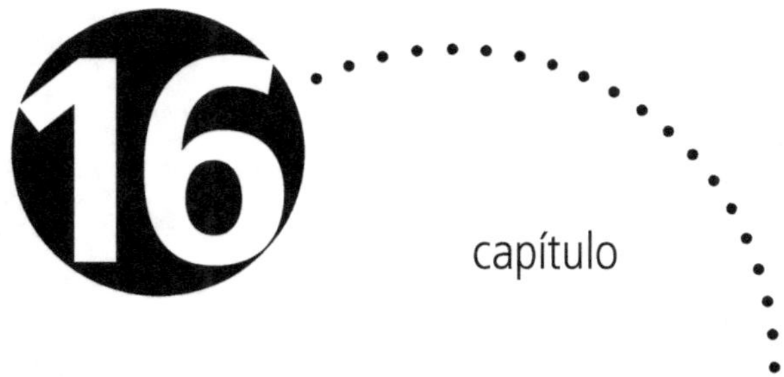

Infecciones de tracto respiratorio superior

Faringoamigdalitis aguda

En torno al 45% de su etiología corresponde a virus (rinovirus, Epstein-Barr, Coxsackie). Sobre el 15% está provocado por el estreptococo beta-hemolítico tipo A (S. pyogenes), aunque esta causa es infrecuente por debajo de los dos años.

Manejo: es importante realizar un manejo etiológico, aunque suele ser inviable realizarlo únicamente de forma clínica. Se puede realizar un diagnóstico de sospecha clínica de faringoamigdalitis en mayores de tres años que presenten tres o más de los siguientes datos:

Comienzo brusco.	Dificultad en la deglución.
Exudado amigdalar (placas).	Toxicidad sistémica.
Adenopatía cervical dolorosa.	Exantema escarltiniforme.
Petequias en paladar, enantema.	Odinofagia, cefalea, vómitos, dolor abdominal.

Tratamiento: las faringoamigdalitis tienden a la resolución espontánea de síntomas en 3-4 días, sin que exista mejoría significativa el inicio precoz de antibioterapia. En caso de usarlo tenemos las siguientes opciones: De elección: Penicilina V oral (50 mg/kg/día), en pauta de 250 mg/12h 10 días (menores 12 años)

500 mg/12h 10 días (mayores de 12 años). Penicilina G Benzatina cuando se sospecha posible incumplimiento o intolerancia oral, en monodosis de 600.000 UI (< 25 kg) o 1.200.00 (> 25 kg). Amoxicilina oral (40-50 mg/kg y día en tres tomas durante 10 días). Si alergia o como alternativa: Eritromicina 40 mg/kg y día cada 8 horas. Josamicina 50 mg/kg/día cada 8-12 horas 10 días. Azitromicina 10 mg/kg/día cada 24 horas durante 5 días.

En caso de falta de respuesta en 48-72 horas o ante recurrencias podemos usar amoxicilia-clavulánico 40-80 mg/kg día en tres tomas durante 10 días, o cefuroxima-axetilo 20 mg/kg/día 10 días.

Derivación hospitalaria: pausas de apnea por hipertrofia amigdalar. Se puede empezar con corticoterapia a dosis de 1 mg/kg/día en 2-3 dosis. Absceso periamigdalino > 8 años (fiebre alta, dificultad para hablar, trismo, linfadenitis...) y/o retrofaríngeo < 5 años (bultoma en pared posterolateral de faringe, dificultad para hablar y respirar, babeo...).

Otitis externa

Muy común, sobre todo en verano: S aureus y P. aeruginosa. Se debe hacer diagnóstico diferencial con otitis media, forúnculo o cuerpo extraño, por ello es importante realizar otoscopia.

Tratamiento: sintomático. Gotas tópicas de corticoides y antibiíticos como polimixina B, neomicina, ciprofloxacino de 5 a 7 días. Si existe celulitis periauricular, realizar tratamiento sistémico con amoxicilina-clavulánico, cloxacilina y usar un aminoglucósico im o iv si existe mucha afectación. Si sospecha de origen micótico (CAE masas de color blanquecino, grisáceas o negra) usar alcohol boricado 70°, ciclopiroxalamina cada 12 horas de 10 a 14 días u otros antimicóticos tópicos.

Otitis media aguda

Sospechar ante comienzo agudo, signos de hiperemia intensa en oído medio o en caso de signos de efusión: abombamiento de membrana timpánica, movilidad limitada, nivel líquido-aire, otorrea en las últimas 24-48 horas. Mayormente (70%) de causa bacteriana (Neumococo, H. influenzae) o viral (VRS, influenza).

Tratamiento: Medidas generales con analgesia (paracetamol, ibuprofeno) y lavados nasales con suero fisiológico. Usar siempre antibioterapia en menores de 6 meses, o entre 6 meses y 2 años si afectación grave (otalgia moderada o severa o fiebre > 39°C) o no mejoría tras 24-72h de observación sin antibióticos. Antibioterapia con amoxicilina a dosis de 90 mg/kg/día (usar clavulánico si tratamiento previo con amoxicilina en 30 días previos o el niño va a guardería). Si alergia se puede usar azitromicina 10 mg/kg/día el primer día, disminuyendo la dosis a 5 mg/kg/día los cuatro siguientes, o claritromicina 15 mg/kg/día. En menores de 2 años realizar tratamiento durante 10 días. En mayores de 6 años mantener 5-7 días. Si no respuesta en 49-72 h cambiar antibiótico y valorar miringotomía.

Complicaciones: Perforación de membrana timpánica en 5% pacientes. Si persiste OMA con secreción tras tratamiento, aumenta riesgo retraso en lenguaje por hipoacusia parcial. Mastoiditis (rara: fiebre, dolor palpación mastoides, y desplazamiento anterior pabellón auricular).

Rinosinusitis

Habitualmente se trata de niño mayor de 3 años con CVA de una semana de evolución, tos y febrícula. Además puede presentarse con cefalea, dolor a nivel de senos, rinorrea más o menos purulenta.

Diagnóstico: Debe ser clínico, de sospecha en proceso catarral de más de 7 días de evolución, aunque puede resultar difícil diferenciar de resfriado común o rinitis alérgica. La Rx simple de senos es poco útil en pacientes pediátricos. Puede usarse TAC coronal si sinusitis crónica que no se resuelve con tratamiento o si se sospechan complicaciones graves.

Tratamiento: Lavados nasales con SSF. Puede usarse descongestivos de forma autolimitada, como la oximetazolina tópica. No usar antihistamínicos y corticoides tópicos. ATB: Amoxicilina-clavuánico 80 mg/kg/día en 3 dosis. Cefuroxima axetilo 30 mg/kg/día en 2 dosis. Si alergia a penicilina: macrólidos.

Bibliografía

1. Manual de Diagnóstico y Terapéutica en Pediatría. Publimed 5ª Edición. 2011.
2. Urgencias Pediátricas. Diagnóstico y Tratamiento. Editorial Médica Panamericana. 5ª Edición. 2011.
3. Guía AEMIR de actuación en Urgencias. 3! edición. 2012.
4. Guía de actuación en Urgencias pediátricas. Ergón. 2008.
5. Pediatrics 2004; 113:1451

Francisco Javier del Castillo Tirado.
Aurelio López de la Cova.
Rosa Ana del Castillo Tirado.

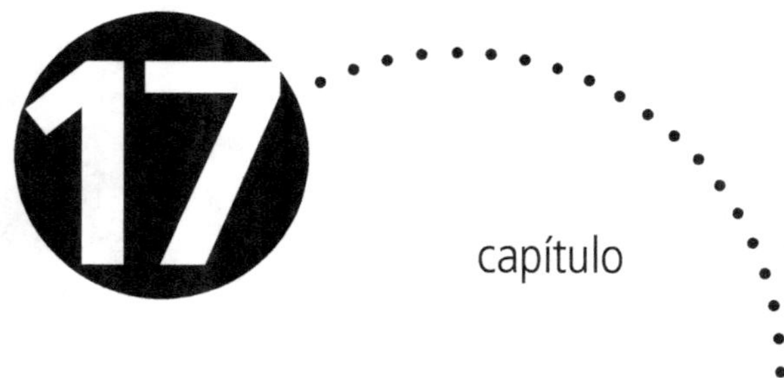

Laringitis aguda

Introducción

El término laringitis es sinónimo de crup, croup, laringotraqueobronquitis y laringitis subglótica y se define por un cuadro clínico de afonía, tos perruna, estridor y dificultad respiratoria. Estos síntomas se deben a diferente grado de obstrucción laríngea, provocada por edema subglótico.

La laringitis es la causa más frecuente de obstrucción de la vía aérea superior en la infancia, siendo responsable del 20% de las urgencias respiratorias que se atienden en los servicios de urgencias pediátricos, precisando hospitalización el 1-5 % de los pacientes.

Etiología

Las laringitis agudas están casi exclusivamente producidas por agentes virales, siendo el virus mas a menudo implicado el virus parainfluenza tipo 1, responsable aproximadamente del 75 % de todos los casos. Otros virus que pueden ocasionarla son los parainfluenza 2 y 3, influenza A y B, virus respiratorio sincitial, adenovirus, rinovirus, enterovirus y otros.

Manifestaciones clínicas

En los casos de Laringitis aguda viral habitualmente existen síntomas catarrales previos de 24 a 72 horas de evolución. De forma brusca, generalmente por la noche, aparece la triada típica del crup: afonía, tos perruna y estridor de predominio inspiratorio. La agitación y el llanto del niño agravan la sintomatología, al igual que la posición horizontal, por lo que el niño prefiere estar sentado o de pie. En ocasiones existe fiebre, aunque ésta suele ser leve. La valoración de la gravedad de la laringitis se puede realizar con el "score de Taussig" (tabla 1). De 0-6 puntos se considera de carácter leve; de 7-8 puntos de carácter moderado; más de 9 puntos de carácter grave. La distinción del grado de severidad de la laringitis aguda es importante en base a establecer un tratamiento

Tabla 1. Score de Taussig

	1	2	3	4
Estridor	No	Mediano	Moderado	Severo/ ausente
Entrada aire	Normal	Levemente disminuido	Disminuido	Muy disminuido
Color	Normal	Normal	Normal	Cianosis
Retracciones	No	Escasas	Moderadas	Severas
Consciencia	Normal	Decaído	Deprimida	Letargía

Diagnóstico y Diagnóstico diferencial

El diagnóstico de laringitis aguda se basa en el cuadro clínico característico, no suele ofrecer dificultades y no son necesarios exámenes complementarios. En la Rx anteroo-posterior de cuello, se puede observar una estenosis subglótica, signo descrito como "en punta de lápiz" o "en reloj de arena". La LAV es normalmente fácil de diagnosticar, pero hay que tener hacer un diagnóstico diferencial con:

Diagnóstico diferencial de la obstrucción de la vía aérea superior en el niño

	Laringitis Viral	Laringitis espasmódica	Epiglotis aguda	Traqueitis bacteriana	Absceso retrofaríngeo
Edad	6m - 3 a	2a- 6 a	2a - 5a	2a - 10a	>5ª
Pródomos	Catarro de vías altas	No	No	Catarro de vías altas	Faringitis aguda
Inicio	Gradual	Brusco	Brusco	Variable	Lento

Diagnóstico diferencial de la obstrucción de la vía aérea superior en el niño (continuación)					
	Laringitis Viral	Laringitis espasmódica	Epiglotis aguda	Traqueitis bacteriana	Absceso retrofaríngeo
Disfagia	+/-	+/-	+++	+/-	+++
Fiebre	+/-	No	Elevada	Elevada	Variable
Estridor	+++	++	++	+++	+
Babeo	No	No	++++	+/-	+++
Postura	Normal	Normal	Sentado	Variable	Variable
Radiografía	Estenosis subglótica	Est subglótica (o normal)	Supraglotis agrandada	Irregularidad subglótica	Retrofaringe ensanchada

Esquema de tratamiento según escala de gravedad

a) Laringitis leve (puntuación igual o menor a 6)

Podría ser suficiente con la administración de **dexametasona** oral 0.15 mg / kg (máximo 10 mg) en dosis única. En su defecto, podría aconsejarse otro corticoide oral como prednisona o prednisolona, en dosis de 1 mg/kg/día (cada 8 horas) durante 3 días. Pueden ser enviados a casa recomendándoles únicamente humedad ambiental. Se darán indicaciones a los padres sobre los signos y síntomas que deben observar por si se produce empeoramiento al volver a casa

b) Laringitis moderada (puntuación 7 - 8)

Se recomienda la administración de **budesonida nebulizada** dosis fija de 2 mg disuelta en 4-5 cc de suero fisiológico (independientemente del peso y edad) y **dexametasona oral** a 0.3-0.6 g/kg en dosis única (máximo de 10 mg). Si no existe mejoría, se trasladará a un centro hospitalario y previamente se administrará **L-adrenalina nebulizada** 3 mg (3 ml de adrenalina1:1.000 y 2 ml de fisiológico) con oxígeno a flujos bajos (4-6 l/min.) para la estabilización del paciente.

c) Laringitis grave (puntuación 9 o más)

Si la laringitis es grave (cianosis, alteración del nivel de conciencia) se procederá a derivar a centro hospitalario. Previamente al traslado se estabilizará al paciente administrando una dosis de

dexametasona oral o parenteral a 0,6 mg/kg y **L-adrenalina nebulizada** 3 mg (3 ml de adrenalina1:1.000 y 2 ml de fisiológico) con oxígeno aflujos bajos (4-6 l/min.), para que las partículas de gran tamaño se depositen en la laringe. La mejoría tras la administración de adrenalina es inmediata, pero de duración aproximada de 2 horas, que puede revertir a su situación habitual

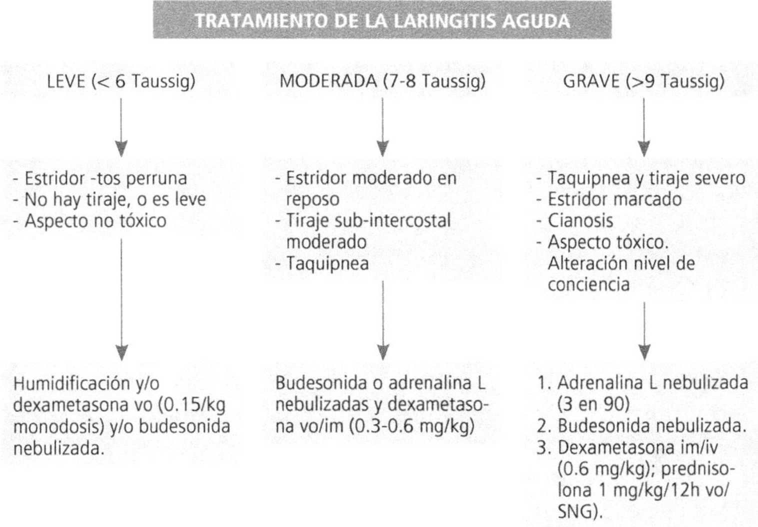

Algoritmo terapéutico de la laringitis aguda según su gravedad

Epiglotitis

Introducción

La epiglotitis aguda (EA), es una inflamación de la epiglotis y las estructuras adyacentes de instauración brusca y rápidamente progresiva, que se produce sobre todo en niños pequeños. Su consecuencia más importante es la capacidad de provocar una obstrucción severa e incluso total de la vía aérea superior, pudiendo causar la muerte. La introducción de la vacuna contra el *Haemophillus influenzae* tipo B (Hib), el principal patógeno implicado en la EA, ha reducido notablemente su incidencia, especialmente en los niños menores de 5 años.

Etiología

Como ya se ha mencionado, hasta ahora, el Hib era el germen implicado en la mayoría de los casos de EA, suponiendo hasta el 90-95 % de los casos. Otros microorganismos ocasionalmente productores de EA son Streptococcus pneumoniae, Staphylococcus aureus, Streptococcus pyogenes, Pasteurella multocida y H. paraphrophilus.

Manifestaciones clínicas

El caso típico es un varón de 2 a 4 años de edad que presenta en cualquier momento del año una historia de 6 a 12 horas de fiebre elevada y disfagia. La odinofagia, más frecuente en niños mayores y adultos, se observa en el 85 % de éstos. De forma relativamente rápida, se instaura dificultad respiratoria, que hace que el paciente adopte una postura hacia adelante, con el cuello en hiperextensión y la boca abierta con la lengua fuera, presentando una postura clásicamente llamada "en trípode". Se muestra ansioso e inquieto. Es típico el babeo, aunque no constante, pudiendo faltar en la mitad de los casos. Al contrario que en las laringitis agudas, el estridor inspiratorio no es tan ruidoso, sino de tono bajo y húmedo, y es rara la tos. La evolución de estos pacientes puede ser fulminante. En la mayoría, el tiempo transcurrido entre el inicio de los síntomas y el ingreso en la Unidad de Cuidados Intensivos es inferior a 24 horas.

Tratamiento

Ante la sospecha de esta patología hay que trasladar al paciente a un centro hospitalario. El pilar fundamental durante el traslado es el mantenimiento adecuado de la **vía aérea**. Inicialmente se debe administrar oxígeno sin interferir en la posición del paciente, mientras disponemos de las medidas de intubación con rapidez. En situaciones de extrema gravedad, con imposibilidad de intubación o traqueotomía urgente, puede recurrirse a una cricotiroidotomía urgente.

Algoritmo de tratamiento

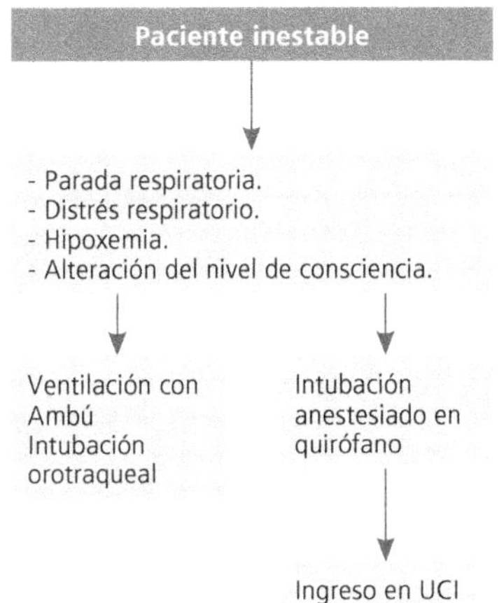

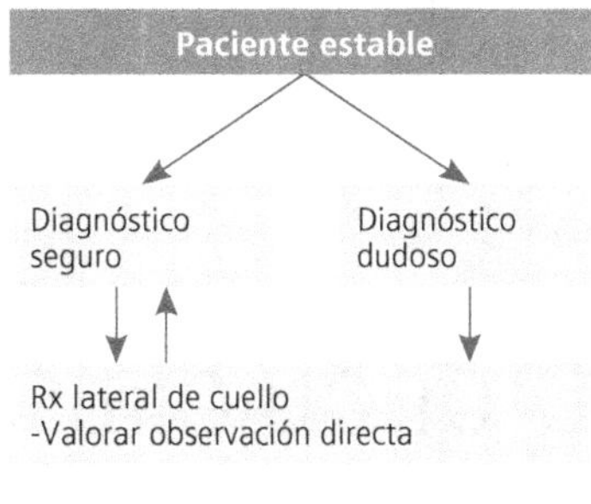

Bibliografía

1. Benito Fernández J. Avances recientes en el tratamiento de la laringitis. An Esp Pediat 1998; 49: 444-447.
2. Fitzgerald D. Mellis C, Johnson M, Allen H, Cooper P, Van Asperen P Nebulized budesonide is as effective as nebulized adrenaline in moderately severe croup. Pediatrics 1996; 97: 722-775.
3. Klassen TP. Recent advances in the treatment of bronchiolitis and laryngitis. Pediatr Clin North Am 1997; 44:249-261.
4. Pantoja Rosso S, Soult Rubio JA. Obstrucción aguda de la vía aérea superior. En: Emergencias Pediátricas. Madrid: Ergón S.A.; 1.998: 49-52.
5. Lalinde Fernández M, Casado Flores J, Riaza Gómez M, Martínez de Azagra A. Epiglotitis aguda. Estudio de 23 casos. An Esp Pediatr 1999; 51: 543-544

Ana González Espín.
Carmen Espín Quirante.

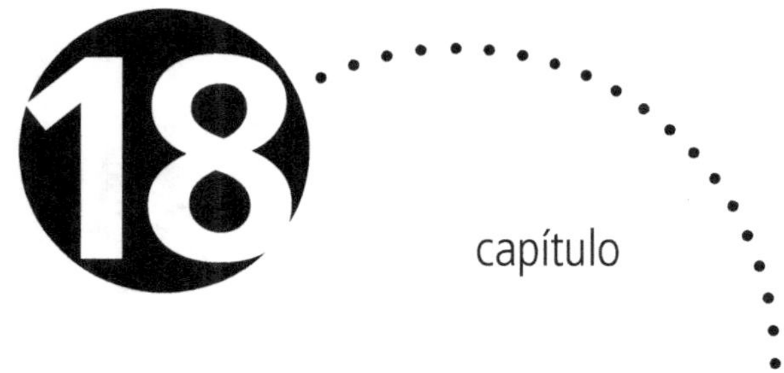

Bronquiolitis aguda

Introducción

La bronquiolitis aguda es la infección del tracto respiratorio inferior más frecuente en el lactante. Tiene una incidencia anual del 10% en los lactantes y una tasa de ingreso de entre el 2 y el 5%.

En 1993, McConnochie estableció unos criterios clínicos para definir la bronquiolitis: primer episodio agudo de sibilancias en un niño/a menor de 24 meses, disnea espiratoria de comienzo agudo y existencia de pródromos catarrales.

Etiología

El principal agente causal es el Virus Respiratorio Sincitial en sus tipos A y B, responsable de epidemias anuales (invierno). Otros agentes etiológicos, y responsables habitualmente de casos esporádicos, son: adenovirus 3, 7 y 21, rinovirus, influenza A y B, parainfluenza 1 y 3, enterovirus y,excepcionalmente, M. pneumoniae.

Clínica

El cuadro típico es un lactante con cuadro catarral previo y al cabo de 2-3 días, comienza con dificultad respiratoria progresiva, taquipnea, tiraje y espiración alargada. A los 5-7 días mejora notablemente el cuadro, aunque puede persistir tos o alargamiento de la espiración. La valoración de la gravedad se realiza mediante la escala de Wood- Downes modificada por Ferres (tabla 1): Crisis leve entre1-3 puntos; crisis moderada entre 4-7 puntos; crisis grave entre 8-14 puntos. La distinción del grado de severidad de la Bronquiolitis aguda es importante en base a establecer un tratamiento

Escala de Wood-Downes modificada por Ferres				
	0	1	2	3
Cianosis	No	Sí		
Murmullo Inspiratorio	Normal	Irregular	Disminuido	Ausente
Usa músculos accesorios	No	Subcostal-intercostal	Supraclavi-cular-Aleteo nasal	Supraesternal
Sibilantes espiratorios	No	Final espiración	Toda la espiración	Inspiración y espiración
Frec. Cardiaca	< 120	> 120		
Frec. Respiratoria	< 30	31 – 45	46 – 60	> 60

Leve 1-3 puntos Moderada: 4-7 puntos. Grave: 8-14 puntos.

Diagnóstico

No se recomienda realizar de rutina ninguna prueba complementaria, el diagnóstico de bronquiolitis aguda es clínico.

El hemograma suele mostrar linfocitosis (la presencia de leucocitosis con neutrofilia nos hará sospechar sobreinfección bacteriana).

La gasometría (capilar o arterial) podría tener un papel en la valoración de pacientes con dificultad respiratoria grave.

Se recomienda reservar la Rx de tórax para aquellos pacientes en los que existen dudas diagnósticas, para aquellos con clínica atípica, procesos graves o con mala evolución. Puede objetivarse atrapamiento aéreo y, en ocasiones, atelectasias.

Se puede practicar cultivo de virus o identificación de los antígenos del virus con un test rápido de inmunofluorescencia directa en secreciones respiratorias.

Criterios derivación al hospital

a) Se recomienda remitir a un centro hospitalario a los pacientes con:
- Rechazo de alimento o intolerancia digestiva (ingesta aproximada inferior al 50% de lo habitual),

- Deshidratación
- Letargia
- Historia de apnea
- Taquipnea para su edad
- Dificultad respiratoria moderada o grave (quejido, aleteo nasal, tiraje o cianosis),
- Saturación de oxígeno , 92-94% en aire ambiente
- Enfermedad grave según la escala utilizada
- Cuando el diagnóstico sea dudoso

b) Se recomienda tener en cuenta los siguientes factores para remitir a un paciente a un centro hospitalario:
- Edad 2-3 meses
- La presencia de comorbilidades
- Situación socioeconómica del entorno, factores geográficos y dificultad de transporte
- Capacidad de los padres o cuidadores para evaluar la gravedad del niño/a.

Tratamiento

El curso de la bronquiolitis es autolimitado, por lo que muchos pacientes podrán ser manejados en su domicilio.

- *Medidas generales:* indicados los lavados nasales, la aspiración de secrecciones de las vías altas y la postura semiincorporada.
- *Fluidoterapia y nutrición:* el aporte de líquidos o alimentos será si es posible vía oral, con tomas más escasas y frecuentes. Si el niño presenta un distres moderado o severo, se utilizará la vía intravenosa.
- *Oxígeno:* es el pilar más importante del tratamiento y se administrará en aquellos casos que exista hipoxia. Es un tratamiento obligado en aquellos pacientes con saturación de 02 <92% y recomendable en aquellos que la tengan <94%.
- *Broncodilatadores:* Broncodilatadores (salbutamol y adrenalina).No está demostrado que modifiquen la evolución natural de los niños con bronquiolitis. Se recomienda administrar una dosis de prueba de salbutamol (0,03 ml/kg en 3 ml de Suero fisiológico), o L-adrenalina 1/1000 (1 ml, máximo 3 ml, y completar hasta 5 ml con Suero fisiológico), y valorar la respuesta. Suspender el tratamiento si no hay respuesta.
- *Corticoides:* no está demostrado su beneficio, aunque se emplean en casos severos y parecen disminuir el tiempo de estancia en UCIP en pacientes intubados.
- *Antibióticos:* se utilizan en casos de sobreinfección bacteriana.
- *Ribavirina:* se puede considerar su administración en niños de riesgo,

aunque no existen pruebas que avalen su utilidad en la bronquiolitis aguda.

- *Otros tratamientos:* VMC, VAFO, Heliox, surfactante, palivizumab, inmunoglobulina iv.

Algoritmo del tratamiento

- *Casos leves* (1-3 puntos): pueden ser manejados en domicilio, con medidas generales y añadiendo broncodilatadores inhalados si existe respuesta.
- *Casos moderados* (4-7 puntos): requieren la administración de salbutamol o adrenalina nebulizadas y tras objetivarse mejoría pueden recibir el alta médica o en caso contrario, ingreso en Unidad de Observación.
- *Casos graves* (8-14 puntos): requieren ingreso. Pueden precisar ventilación mecánica, y, en casos refractarios, ventilación de alta frecuencia, surfactante y ECMO

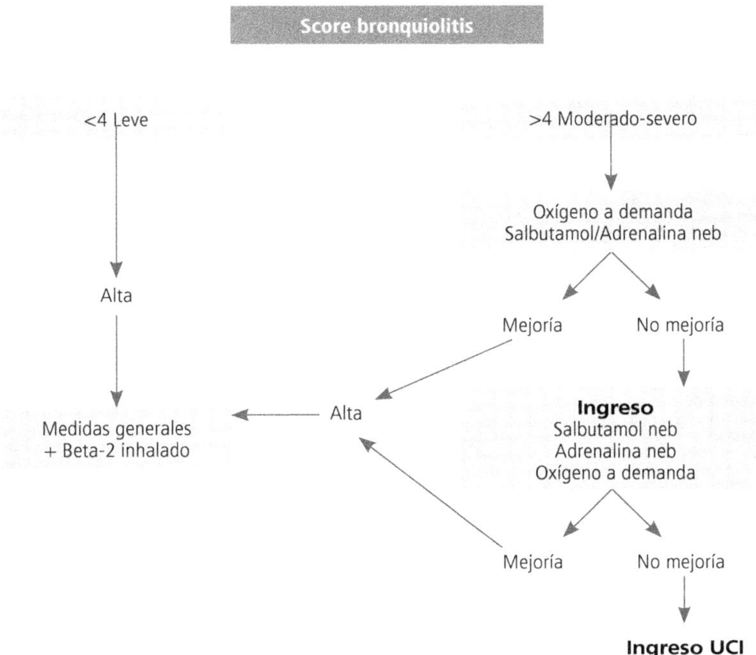

Bibliografía

1. Callen Blecua M, Torregrosa Bertet MJ, Bamonde Rodríguez L y Grupo de Vías Respiratorias. Protocolo de Bronquiolitis Diagnóstico y tratamiento en Atención Primaria. Protocolo del GVR (publicación P-GVR-4) [consultado 15/08/07]. Disponible en: www.aepap.org/gvr/protocolos.htm
2. Grupo de trabajo sobre GPC. Elaboración de Guías de Práctica Clínica en el Sistema Nacional de Salud. Manual Metodológico. Madrid: Plan Nacional para el SNS del MSC; Zaragoza: Instituto Aragonés de Ciencias de la Salud-I+CS, 2007. Guías de Práctica Clínica en el SNS: I+CS. Nº 2006/0I www.guiasalud.es
3. American Academy of Pediatrics. Subcommittee on Diagnosis and Management of Bronchiolitis. Diagnosis and Management of Bronchiolitis. Pediatrics. 2006;118:1774- 93.
4. Crespo M. Bronquiolitis del lactante. En Cruz M. Tratado de Pediatría. 8ª ed. Ergón. Madrid. 2001: 1231-1237.
5. Benito FJ, Sánchez J, Mintegi S. Enfermedades y síntomas respiratorios. En Benito J, Mintegi S. Diagnóstico y tratamiento de Urgencias Pediátricas. 3ª ed. Ergón. Madrid. 2002: 154-160.

Ana González Espín.
Carmen Espín Quirante.

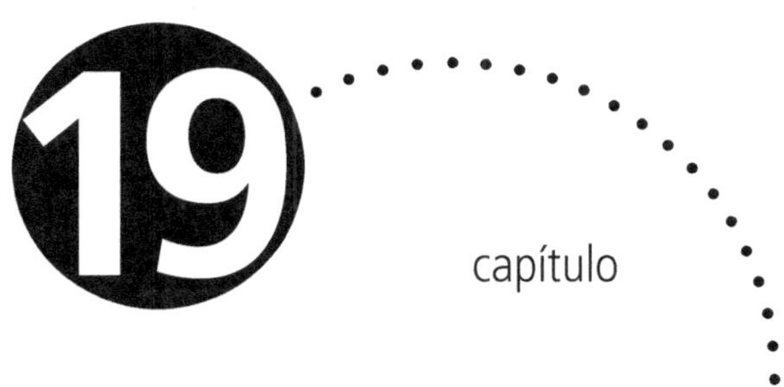

Crisis de asma

Introducción

Desde un punto de vista pragmático, el asma se podría definir como una enfermedad inflamatoria crónica de las vías respiratorias, en cuya patogenia intervienen diversas células y mediadores de la inflamación, condicionada en parte por factores genéticos y que cursa con hiperrespuesta bronquial y una obstrucción variable al flujo aéreo, total o parcialmente reversible, ya sea por la acción medicamentosa o espontáneamente.

Etiología

El hecho fisiológico principal de la exacerbación asmática es el estrechamiento de la vía aérea y la subsiguiente obstrucción al flujo aéreo, que de forma característica es reversible. Se produce por contracción del músculo liso bronquial, edema e hipersecreción mucosa. Diversos factores desencadenantes pueden ocasionar la exacerbación:

Una circunstancia característica de la crisis asmática, aunque no exclusiva, es el fenómeno de la hiperrespuesta bronquial (HRB). Definida como una "respuesta broncoconstrictora exagerada a una variedad de estímulos físicos, químicos o biológicos" El grado de HRB se correlaciona parcialmente con la gravedad clínica del asma.

Clínica

El diagnóstico de asma se debe considerar ante síntomas y signos clínicos característicos como disnea, tos, sibilancias y opresión torácica. Estos son habitualmente variables, de predominio nocturno o de madrugada, y están provocados por diferentes desencadenantes (infecciones víricas, alérgenos, humo del tabaco, ejercicio...). Las variaciones estacionales y los antecedentes familiares y personales de atopia son aspectos importantes que hay que considerar. En la exploración física es característico la dificultad respiratoria, la tos y las sibilancias, si bien no son específicas de asma e incluso pueden estar ausentes en las crisis graves.

Evaluación de la Gravedad

Se basa fundamentalmente en criterios clínicos (frecuencia respiratoria, presencia de sibilancias y musculatura accesoria), variables que recoge el Pulmonary Score

Puntuación	Fr. respiratoria <6 a >6 a	Sibilancias	Musc. accesoria
0	<30 <20	No	No
1	31-45 21-35	Final de espiración	Leve
2	46-60 36-50	Toda le espiración	Aumentado
3	>60 >50	En inspiración y espiración (casos graves puede no escucharse)	Actividad máxima

Leve: 0-3 puntos más Sat 02 > 94%. Moderada: 4-6 puntos más Sat 02 91-94% Grave: 7-9 puntos más Sat 02 <91%

Tratamiento

La vía inhalatoria es la de elección por su mayor efectividad y menores efectos secundarios. El sistema de inhalador presurizado con cámara espaciadora es al menos tan efectivo como los nebulizadores en el tratamiento del episodio agudo de asma. Los agonistas b2 adrenérgicos en nebulización deben restringirse sólo para los casos en los que el paciente requiera un aporte de oxígeno para normalizar su SaO2.

Crisis Leve:

B2 adrenérgicos de acción corta: **Salbutamol inhalado** de 2-4 pulsaciones. Se reevalua a los 15 min, si existe respuesta se da el alta a domicilio con salbutamol a demanda. Sino existe respuesta se trata como una crisis moderada.

Crisis Moderada:

Oxígeno siempre que la Saturación de 02 sea <94%. **Salbutamol inhalado** de 6-8 pulsaciones cada 20 minutos hasta 3 dosis ó salbutamol nebulizado a 0,03 ml/kg cada 20 min hasta 3 dosis. Se reevalua a los 15 minutos:

Existe respuesta: Alta a domicilio con salbutamol a demanda y corticoide oral (Prednisona) a 1mg/kg/dia durante 3-5 dias -No existe respuesta: Se trata como crisis grave.

Crisis Grave:

Las crisis graves deben derivarse a un centro hospitalario en ambulancia medicalizada administrando durante el trayecto oxígeno, broncodilatadores y glucocorticoides sistémicos.

Oxígeno hasta Sat 02 >94%. **Salbutamol nebulizado** a 0,03 ml/kg (máx 1ml) más 250 microgramos de **Bromuro de ipratropio** cada 20 minutos hasta 3 dosis. **Prednisona** 2mg/kg oral o intravenosa.

Bibliografía

1. Gema 2009. Guía española para el manejo del asma.
2. Castillo Laita JA, De Benito Fernández J, Escribano Montaner A, Fernández Benítez M, García de la Rubia S, Garde Garde J, et al. Consenso sobre tratamiento del asma en pediatría. An Pediatr (Barc). 2007; 67(3): 253-73.
3. GINA 2006. Global Initiative for Asthma. Global Strategy for Asthma Management and Prevention NHLBI/WHO Workshop Report. 2006. http://www.ginasthma.com.
4. BTS 2004. British guideline on the management of asthma. A national clinic guideline. Revised edition. 2004; Edinburg.

Ana González Espín.
Carmen Espín Quirante.

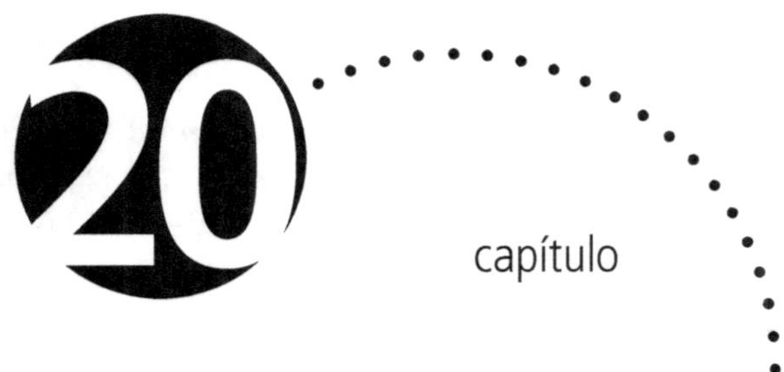

Manejo de la ITU

Introducción

La **infección del tracto urinario** (ITU) es la presencia de gérmenes en la orina, en ausencia de contaminación externa, asociada a sintomatología clínica variable. La mayoría de las infecciones bacterianas ocurren **vía ascendente** tras la colonización por gérmenes intestinales del epitelio periuretral, uretral y vesical (cistitis), pudiendo alcanzar desde el uréter el tejido renal (pielonefritis aguda, PNA). A largo plazo, la ITU puede llegar a la instauración de fracaso renal terminal (FRT) y/o de hipertensión arterial (HTA).

Definición

Crecimiento en tracto urinario > 100.000 colonias/ml de **un solo germen** en muestras de orina fresca seriadas de micción espontánea o cualquier número de colonias en orina obtenida por punción suprapúbica.

TIPOS:

- **ITU SIMPLE**: sin anomalías urológicas
- **ITU COMPLICADA**: con anomalías estructurales del tracto urinario

Clasificación:

- **ITU INFERIOR O CISTITIS:** localizadas únicamente en tracto urinario inferior (uretra y vejiga) con clínica de **síndrome miccional** (disuria, polaquiuria y tenesmo vesical)

- **ITU SUPERIOR O PIELONEFRITIS AGUDA**: alcanzan el tracto urinario superior (uréter, sistema colector, parénquima renal), produciendo una inflamación del mismo. El síntoma más relevante, sobretodo niño pequeño y lactante, es la **fiebre**, aunque puede no aparecer en neonatos.

Esta clasificación tiene una **gran relevancia clínica**, ya que mientras la PNA puede desencadenar secuelas importantes, como la aparición de una cicatriz renal y en algunos casos, un daño renal progresivo, la cistitis por lo general es benigna y sin complicaciones posteriores.

Otros conceptos a considerar son:

- **BACTERIURIA ASINTOMÁTICA**: presencia de un número significativo de bacterias en la orina en un paciente asintomático.
- **ITU RECURRENTE**: 2 o más episodios/año de PNA, 1 episodio/año de PNA y 1 o más de cistitis, o 3 episodios/año o más de cistitis

Etiología

El 80-90% de los primeros episodios de ITU están causados por *Escherichia coli.* También son comunes: *Enterococcus faecalis*, *Pseudomonas aeruginosa* (pacientes con malformaciones o disfunciones urinarias) y *Proteus mirabilis*, *Klebsiella pneumoniae* y *S. saprophyticus*. Los virus (adenovirus) producen infecciones bajas y causan cistitis hemorrágicas.

Patogenia y factores de riesgo

La patogenia de la ITU es compleja y existen múltiples factores (bacterianos, inmunológicos, anatómicos, urodinámicos, genéticos, etc.) que pueden influir en la localización, curso y pronóstico de la misma. Actualmente se acepta la existencia de una predisposición individual y genética a padecer una ITU. Según la capacidad defensiva del huésped y la virulencia bacteriana, la ITU se manifestará de forma más o menos grave: PNA, cistitis o bacteriuria asintomática.

A) **Factores bacterianos**: La capacidad adhesiva de ciertas cepas de E. coli y la disminución de los mecanismos de antiadherencia a nivel vesical.

B) **Factores del huésped**: La variabilidad interindividual de la respuesta celular, probablemente en relación con algunos polimorfismos de genes candidatos, puede ser la responsable de la mayor susceptibilidad de algunos individuos a presentar ITU recurrentes y a desarrollar un daño renal progresivo.

C) **Otros mecanismos de defensa**: La propia **micción**, la cual conduce a una descamación continua de las células epiteliales superfciales a las que están adheridas las bacterias. La **lactancia materna** (LM) tiene un efecto protector sobre diversas infecciones de la infancia; existe evidencia científica de que una duración de más de 6 meses de la LM se asocia a un menor riesgo de ITU.

Como **factores de riesgo** podemos citar:

- Uso de ciertos **pañales** en población pediátrica no continente
- Infestación por ***Enterobius vermicularis*** (oxiuros), en niñas escolares
- **Fimosis**: conlleva flujo miccional insuficiente y retención de secreciones en el surco balanoprepucial
- **Estasis de la orina**: por proceso mecánico en relación a anomalía congénita (hidronefrosis, ureterohidronefrosis, duplicidades, ureteroceles, válvulas) o a un problema funcional (por ejemplo, vejiga perezosa).
- **Reflujo vesicoureteral (RVU)**
- **Estreñimiento**: resultado de factores mecánicos por compresión de la vejiga por las heces y coexistencia de micción disfuncional. La mejora de hábitos en defecación, disminuyen la incidencia de ITU recurrente.
- **Actividad sexual**: factor de riesgo de desarrollar cistitis aguda, sobretodo en las adolescentes sexualmente activas

RECOMENDACIONES:

- Cambio de pañal frecuente
- Descartar infección por oxiuros en niñas con ITU recurrente
- La lactancia materna se prolongue más de 6 meses
- Exploración y evaluación del prepucio. En niños varones con ITU recurrente, con o sin malformaciones o disfunciones estructurales del tracto urinario, tratamiento médico para conseguir la retracción del prepucio o circuncidar si persiste

Manejo diagnóstico

La evaluación de un niño con sospecha de ITU debe iniciarse con una historia clínica completa documentando en la anamnesis el número y momento de posibles infecciones previas y la presencia de síntomas y signos asociados, especialmente de **fiebre**.

1. Diagnóstico clínico

Síntomas según la edad:

- **< 6 meses**: fiebre, vómitos, letargia, irritabilidad, ingesta escasa, retraso ponderal, dolor abdominal, ictericia, hematuria, mal olor orina, etc.
- **6 meses hasta control miccional**: fiebre, dolor abdominal, dolor en flanco, vómitos, retraso ponderal, letargia, irritabilidad, hematuria, mal olor orina, etc.
- **Por encima de control miccional**: se diferencia entre **Cistitis** (disuria, polaquiuria, tenesmo, hematuria macroscópica) y **PNA** (fiebre, dolor lumbar o abdominal, náuseas, vómitos, con/sin síndrome miccional).

RECOMENDACIONES:

- La sospecha clínica de ITU en población pediátrica a partir de las manifestaciones clínicas requiere confirmación analítica, por poseer baja capacidad discriminativa
- En población pediátrica de menos de 24 meses de edad con fiebre sin foco, se recomienda realizar un análisis de orina para descartar ITU

2. Diagnóstico biológico

En la infancia, a diferencia de lo que ocurre en otros grupos de edad, se suele considerar necesario realizar confirmación microbiológica del diagnóstico de infección urinaria.

- **MÉTODOS DE RECOGIDA DE LA ORINA**: niños continentes (Chorro intermedio) y niños no continentes (bolsa recolectora perineal –más frecuente-, micción limpia, catéter vesical y punción suprapúbica –patrón oro-).
- **PRUEBAS DIAGNÓSTICAS EN LA ORINA**: El diagnóstico rápido de la ITU mejora el pronóstico del paciente.

  – TIRA REACTIVA COLOR MÉTRICA: mide leucocitos, nitritos, urobilinógeno, proteínas, pH, sangre, gravedad específica, cetonas, bilirrubina y glucosa. En su interpretación debemos atender fundamentalmente a **leucocitos** (signo indirecto de inflamación en vías urinarias) y **nitritos** (capacidad de las bacterias de reducir nitratos a nitritos –excepto Gram positivas y pseudomonas-). Lectura de la tira reactiva:

    - **Leucocitos negativos y nitritos negativos**: esterilidad de la orina

- **Leucocitos positivos y nitritos negativos ó leucocitos negativos y nitritos positivos**: el valor predictivo desciende, por lo que se recomienda, realización de urocultivo de manera inmediata.
- **Leucocitos y nitritos positivos**: sugerente de ITU

– **ANÁLISIS MICROSCÓPICO DEL SEDIMENTO**: indicador de ITU, la presencia de más de 10 leucocitos/mm3 en varones y más de 15-20 en niñas en orina fresca. La presencia de piuria tiene escasa sensibilidad y especificidad. Los cilindros leucocitarios señalan participación parenquimatosa.

– **UROCULTIVO** (confirmación de la ITU): el recuento de UFC utilizado para el diagnóstico de infección urinaria dependerá del método de recolección de la muestra. Se aceptan: micción espontánea (>100.000 UFC/ml), sondaje vesical (10.000-50.000 UFC/ml), punción suprapúbica (cualquier recuento de Gram negativos o > 5.000 cocos Gram positivos). El antibiograma nos permitirá conocer la sensibilidad a los antibióticos del germen causante y tratamiento posterior.

- **ANALÍTICA**: solo si se sospecha PNA: hemograma, fórmula leucocitaria, VSG, PCR, Creatinina e iones séricos. Hemocultivo.

Tratamiento

La elección del tratamiento antibiótico empírico en la ITU deberá apoyarse en el conocimiento de las resistencias locales.

A. **ITU BAJA**: Hidratación adecuada. Antitérmicos. Amoxicilina-clavulánico 50 mg/kg/8 h, Cefalosporinas de 1ª o 2ª generación, Fosfomicina trometamol 2 g dosis única > 1 año o 1 g dosis única < 1 año, Nitrofurantoína 5-7 mg/kg/6 h o TM-SMX 5-10 mg/kg/12 h, durante 2-5 días

B. **ITU ALTA (PNA)**: Hidratación adecuada. Antitérmicos. Gentamicina 5 mg/kg/día im en 1 dosis (máx 150 mg/dosis), Cefixima 8 mg/kg/12-24 h, Amoxicilina-Clavulánico 50 mg/kg/8 h, Ampicilina + Gentamicina, durante 10-14 días

C. **BACTERIURIA ASINTOMÁTICA**: no tratar salvo clínica y analítica sugerentes de PNA

D. **TERAPIA INTRAVENOSA**: Gentamicina 5 mg/kg/8 h, Ampicilina 100-200 mg/kg/6-8 h, Cefotaxima 100-200 mg/kg/6-8 h, Ceftriaxona 50-75 mg/kg/12-24 h, Amoxicilina-clavulánico 50 mg/kg/8 h

Criterios de ingreso

Edad < 3 meses, malformaciones de vías urinarias, aspecto tóxico, deshidratación o datos clínico-analíticos de enfermedad grave, imposibilidad de realizar terapia oral.

Seguimiento

En caso de requerir ingreso, se recomienda realizar urocultivo a las 48 horas de iniciar tratamiento y a la semana de haberlo finalizado. En caso de ITU con buena evolución clínica no es preciso.

Bibliografía

1. BOL PEDIATR 2006; 46: 222-229
2. "Guía de Práctica Clínica sobre Infección del Tracto Urinario en la Población Pediátrica". Edita: Ministerio de Ciencia e Innovación. Año de edición: 2011.
3. Nefrología Pediátrica. Protocolos Diagnóstico Terapeúticos de la AEP 2008.
4. "Manual de Urgencias Pediátricas". Hospital La Paz. 5ª Edición. 2011.
5. "Manual de Urgencias Pediátricas". Editorial Panamericana. 5ª Edición 2011.

Eva María Pérez Rama.
Manuel Castillo Hernández.
Mª Carmen Calahorro Valdivia.

Hematuria

Introducción

Hematuria es la presencia de glóbulos rojos en orina en cantidad superior a lo normal.

La hematuria microscópica es la aparición en cantidad superior a la normal de hematíes en la orina que solo se detecta en la tira reactiva o en el estudio del microscópico del sedimento, que no se ve a simple vista. Cuando se observa a simple vista es hematuria macroscópica. En condiciones normales, tras centrifugar 10 ml de orina y retirar el sobrenadante líquido es normal encontrar 1-3 hematíes por campo de 400 aumentos, lo que equivale a unos 1000 hematíes por ml de orina.

Errores frecuentes: No toda orina roja es hematuria, puede tratarse de mioglobinuria, fármacos (rifampicina, nitrofurantoína), alimentos (remolacha), etc. No siempre la hematuria es roja o sonrosada. Nunca quedarse sólo con la tira reactiva porque es una técnica cualitativa, se debe realizar un sedimento para cuantificarla. La intensidad de color no es factor pronóstico ni de gravedad.

Etiología más frecuente según localización hematuria		
	Glomerular	No glomerular
Macroscópico	- Color Pardo - Color uniforme durante micción - No coágulos	- Sonrosado, rojo brillante - Color no uniforme - Coágulos
Signos y síntomas	- Clínica sugestiva: astenia, edemas, HTA	- Síntomas miccionales: dolor suprapúbico o en flancos, disuria, incontinencia de urgencia
Microscópico	- ≥ 2+ proteinuria - Cilindros hemáticos - > 80% hematíes dismórficos - > 5% acantocitos - VCM < sanguíneo (entre 50-60 fl) - Causa más frecuente: post-infecciosa y Nefropatía IgA.	- < 2+ de proteinuria - No cilindros hemáticos - < 15% hematíes dismórficos. - No acantocitos. - VCM similar al sanguíneo. - Causa más frecuente: cistitis y erosiones en uretra y meato.

Evaluación niño con hematuria

1. Antecedentes familiares
   - Hematuria, riñones poliquísticos, insuficiencia renal, sordera, litiasis, coagulopatías.
2. Antecedentes personales
   - Riñones poliquísticos, lupus eritematoso diseminado, cardiopatía congénita, antecedentes neonatales de trombosis renal, medicamentos, ejercicio, extracción dentaria.
3. Síntomas
   - Hematuria: características macroscópicas, presencia de coágulos, duración, carácter intermitente o continuo, relación con la micción.
   - Disuria (infección).
   - Dolor lumbar o abdominal (traumatismo, infección, litiasis).
   - Artralgia y/o lesiones cutáneas (enfermedad de Schönlein-Henoch, lupus eritematoso diseminado, otras vasculitis).
   - Edemas (glomerulonefritis).
   - Traumatismo (traumatismo renal, rabdomiolisis).
   - Infección faríngea o cutánea (glomerulonefritis post-estreptocócica).
   - Sordera (enfermedad de Alport).
   - Síndrome febril (extracción dental, endocarditis, tumores, vasculitis).
   - Ejercicio.

- Pérdida de peso (tumores, tuberculosis, vasculitis).
- Medicamentos: ciclofosfamida (cistitis hemorrágica), anticoagulantes, drogas nefrotóxicas.

4. Examen físico
   - Hipertensión arterial (nefropatías).
   - Piel: equimosis, petequias, exantema.
   - Anomalías de frecuencia cardiaca, soplos cardiacos (endocarditis, uremia).
   - Masa renal (poliquistosis, tumor).
   - Soplo abdomino-lumbar (fístula arteriovenosa renal).
   - Globo vesical (obstrucción urinaria).
   - Meato uretral: estenosis, úlcera.
   - Ojos: anomalías corneales, cristalino, fondo de ojo.
5. Pruebas complementarias:
   - Sangre: hemograma, bioquímica (iones con creatinina), coagulación.
   - Orina: inspección, tira reactiva, sedimento, morfología de hematíes en orina fresca, urocultivo y Gram.

Manejo de urgencias

1) ¿Requiere tratamiento urgente?
   - Evaluación estado hemodinámico. Vía venosa, sueroterapia, balance hídrico o transfusión si es necesario
   - Si hematuria masiva con coágulos que suponen obstáculo para eliminación de orina: sondaje y lavado vesical a ritmo rápido con suero fisiológico frío.
2) Anamnesis, exploración y pruebas complementarias básicas para orientar el diagnóstico etiológico; aplicar protocolo correspondiente.
3) Valorar necesidad de ingreso y realizar pruebas más específicas.
4) Si alta:
   - Ingesta de abundantes líquidos.
   - Tratamiento etiológico si se ha llegado al diagnóstico
   - Seguimiento por su pediatra.

Criterios de ingreso

- Hematuria cuantiosa con repercusión hemodinámica
- Hematuria importante que provoca retención aguda de orina por presencia de coágulos
- Anemia grave y/o alteraciones de la coagulación que justifiquen el sangrado.
- Hematuria de origen glomerular (deterioro de la función renal, HTA, edemas, proteinuria o cilindros hemáticos)
- Hematuria macroscópica postraumática.

Algoritmo diagnóstico de hematuria en la infancia

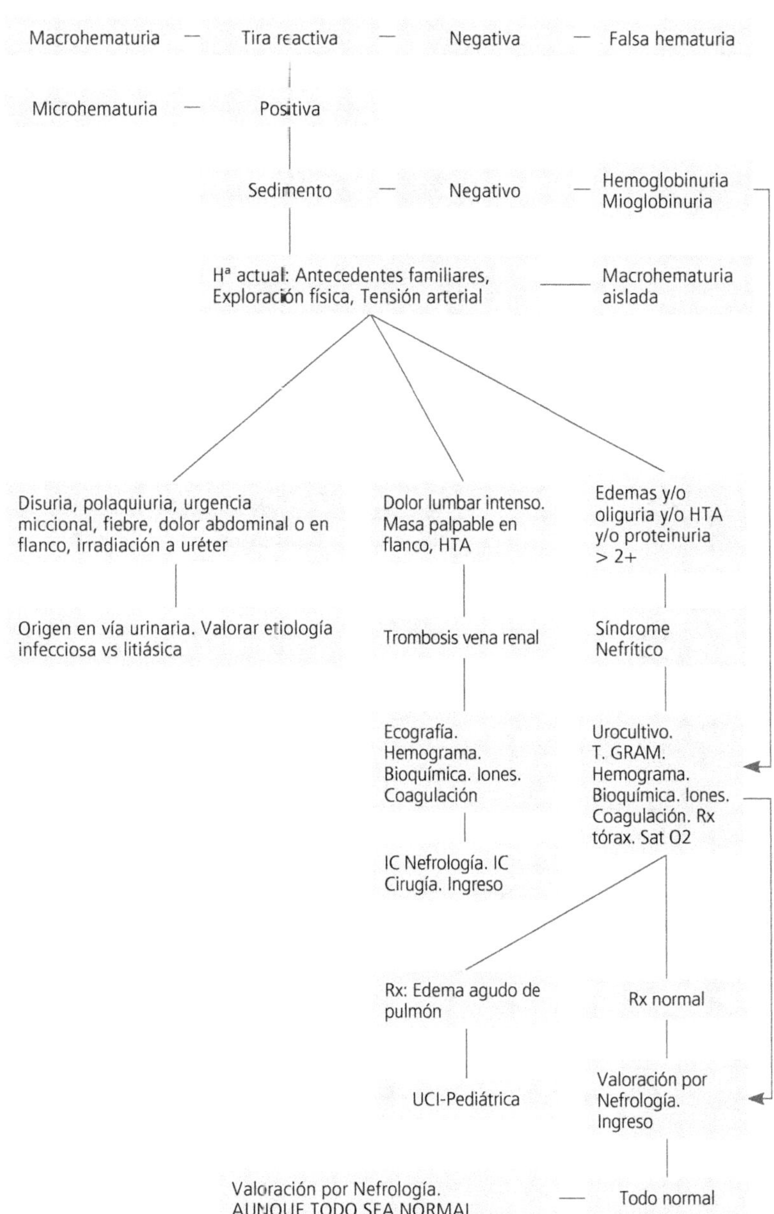
Macrohematuria
Tira reactiva
Negativa
Falsa hematuria
Microhematuria
Positiva
Sedimento
Negativo
Hemoglobinuria
Mioglobinuria
Hª actual: Antecedentes familiares, Exploración física, Tensión arterial
Macrohematuria aislada
Disuria, polaquiuria, urgencia miccional, fiebre, dolor abdominal o en flanco, irradiación a uréter
Dolor lumbar intenso. Masa palpable en flanco, HTA
Edemas y/o oliguria y/o HTA y/o proteinuria > 2+
Origen en vía urinaria. Valorar etiología infecciosa vs litiásica
Trombosis vena renal
Síndrome Nefrítico
Ecografía. Hemograma. Bioquímica. Iones. Coagulación
Urocultivo. T. GRAM. Hemograma. Bioquímica. Iones. Coagulación. Rx tórax. Sat O2
IC Nefrología. IC Cirugía. Ingreso
Rx: Edema agudo de pulmón
Rx normal
UCI-Pediátrica
Valoración por Nefrología. Ingreso
Valoración por Nefrología. AUNQUE TODO SEA NORMAL
Todo normal

Bibliografía

1. Hematuria. Mercedes Murray Hurtado, Victoria E. García Rodríguez. Guía de Actuación en Urgencias Pediátricas. Ergón. 2009.
2. Hematuria. M. Cordero Alcain, C. Fernández Camblor. Manual de Diagnóstico y Terapéutica en Pediatría. Publimed. 5ª Edición. 2011
3. Aparato Urinario. ShanaMcCormack, ParitoshPrasad y Avram Z. Traum. Pediatría de Bolsillo. Lippincott Williams & Wilkins. 2010.
4. UrolClin North Am 2004; 31:559.
5. J. Rodríguez Soriano. Hematuria y Proteinuria. Boletín de la Sociedad de Pediatría de Asturias, Cantabria, Catilla y León. 2001, Vol 41 num 177.

Francisco Javier del Castillo Tirado.
Pilar Segura Torres.

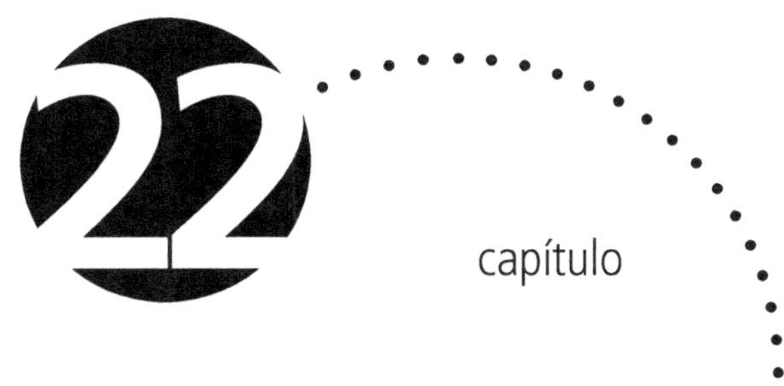

Escroto agudo

Introducción

Dolor intenso de aparición súbita en zona escrotal, que suele acompañarse de aumento de tamaño de los órganos.

Tabla 1	
Dolorosa	**No dolorosa**
Torsión testicular	Hernia inguinoescrotal
Epididimitis u orquitis	Hidrocele
Torsión de apéndice	Varicocele
Traumatismo testicular	Edema escrotal idiopático
Hernia incarcerada	Púrpura de Shölein-Henoch/ Sd. Kawasaki
Hemorragia aguda en tumor testicular	Tumor testicular
	Torsión neonatal

Exploración física

Reflejo cremastérico: rozar cara interna de región superior del muslo. El teste de ese lado asciende dentro de bolsa escrotal.

Signo de Prehn: elevación de testículo afecto disminuye el dolor.

Torsión testicular

Más frecuente en neonato y adolescente. Va a referir dolor testicular o escrotal muy intenso, de inicio brusco (<12h), irradiado a ingle o a fosa ilíaca. Suele acompañarse de náuseas y vómitos. Pueden existir antecedentes previos de torsiones con recuperación espontánea. El dolor despierta por la mañana o por la noche. En caso de dolor abdominal con o sin masa inguinal dolorosa y escroto vacío: sospechar torsión en teste no descendido.

Exploración: Teste indurado y aumentado de tamaño, horizontalizado y elevado. Presentación anterior del epidídimo. Signo de Prehn negativo. Ausencia de reflejo cremastérico. Transiluminación: escaso líquido libre, teste aumentado de tamaño y de densidad.

Diagnóstico: Clínico. Eco-doppler si diagnóstico no está claro. En caso de duda avisar a urología de guardia.

Tratamiento: Urgencia quirúrgica, intentar en menos de 6 horas. Detorsión o extirpación según viabilidad. Detorsión manual hacia fuera sólo por personal experimentado en la técnica con sedoanalgesia o si la exploración quirúrgica se retrasa horas.

Torsión de apéndices testiculares

Pico entre 7 y 12 años. Apéndice testicular o de Morgagni (resto del conducto de Müller) en 90% casos.

Clínica: Dolor menos brusco, que aumenta gradualmente (máximo 12-48 horas), de intensidad moderada. No suele presentar sintomatología miccional, fiebre, náuseas o vómitos.

Exploración: Escasos signos inflamatorios, teste de tamaño y posición normales, dolor localizado en polo superior. Teste prácticamente indoloro. Nódulo doloroso que puede aparecer como una mancha azulada a transiluminación. Reflejo cremastérico nromal.

Diagnóstico: Clínico. Eco-doppler en caso de dudas.

Tratamiento: Antiinflamatorios, reposo en cama, uso de suspensorio. Tiende a resolución espontánea en 2-3 días.

Orquiepdidimitis

Frecuente en adolescencia. Sospechar malformaciones tracto urinario en edad pediátrica. Adolescentes sexualmente activos: Chlamydia, N gonorrea.

Niños: tras infección como M. pneumoniae, enterovirus y adenovirus. No infecciosa, debido a reflujo urinario, poco común. Generalmente se trata de epididimitis, con o sin orquitis secundaria.

Clínica: Dolor moderado de aparición progresiva, más de 24 horas. A veces con síntomas urinarios y fiebre.

Exploración: Signos inflamatorios uni o bilaterales. Dolor localizado en epidídimo, que está engrosado. Reflejo cremastérico presente. Signo de Prehn positivo.

Diagnóstico: Siempre sedimento y urocultivo. El principal agente causal es E. coli. Si se sospecha ETS, estudiar exudado uretral. Se pueden usar medidas de diagnóstico por imagen más adelante si ITU concomitante o en ausencia de historia de actividad sexual.

Tratamiento: Medidas generales: analgesia, reposo, usar suspensorio. ATB de forma empírica. Amoxicilina Clavulánico a dosis 50 mg/kg/día cada 8 horas.

Tabla 2: Diagnóstico diferencial de escroto agudo

Escroto agudo	Torsión de teste	Torsión hidátides	Orquiepididimitis
Edad	Neonato/puberal	Prepúberes	Todas edades
Evolución < 12h	70%	60%	30%
Inicio dolor	Inicio súbito	Progresivo	Progresivo
Intensidad dolor	Muy intenso	Leve/moderado	Leve/moderado Prehn +
Náuseas/vómitos	30%	Raro	10%
Fiebre	Raro	Raro	20%
Sd. miccional	Raro	Raro	15%
Localización dolor	Global o hemiescroto	Polo sup. teste	Epidídimo
Posición teste	Elevado, horizontal	normal	normal
Edema o eritema escroto	35%	8%	66%
Reflejo cremastérico	Ausente	Presente	Ausente 10%
Transluminación	Aumento tamaño. Hidrocele	"Mancha azul "en polo superior	Líquido libre
Ecografía Doppler	Disminución flujo	Normal o aumentado	Normal o aumentado
Tratamiento	Quirúrgico urgente	Médico	Médico

Bibliografía

1. Alicia González de Eusebio. Mercedes Murray Hurtado. Escroto agudo. Guía de actuación en Urgencias Pediátricas. Editorial Ergon. 2009.
2. E. Bárcena Fernández. Patología Genital masculina. Urgencias Pediátricas. Diagnóstico y tratamiento. 5ª Edición. Editorial Médica Panamericana. 2011.
3. L. Burgos Lucena, S. Rivas Vila, R. Lobato Romera. Patología Genitourinaria. Manual de Diagnóstico y Terapéutica en Pediatría. Publimed. 5ª Edición. 2011.
4. Del Castillo Tirado, Fco. J. Escroto Agudo. Guía AEMIR de actuación en Urgencias. IMedPub. 3ª Edición. 2012.

Francisco Javier del Castillo Tirado.
Raúl Cordero Muñoz.
Rosa Ana del Castillo Tirado.

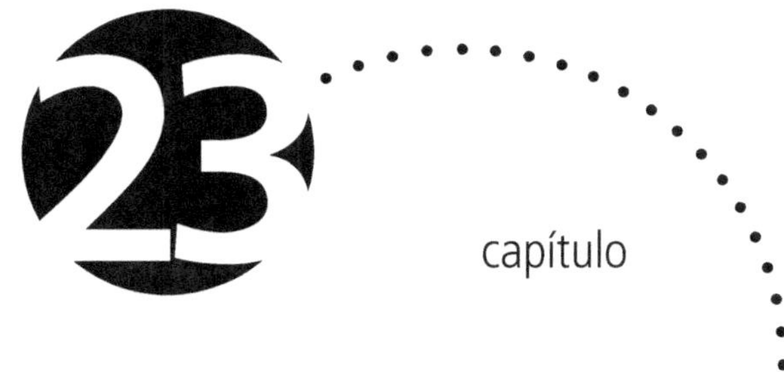

Enfermedades exantemáticas en la infancia

El exantema como síntoma constituye uno de los motivos de consulta más frecuentes en las urgencias pediátricas, tanto hospitalarias como de atención primaria. La importancia de estas enfermedades en urgencias pediátricas de Atención Primaria radica precisamente en la necesidad de no dejar escapar aquéllas que por su historia natural necesitan de una actuación diagnóstico-terapéutica urgente.

Tabla 1. Lesiones elementales primarias
Lesiones elementales primarias: atendemos aquí a las primarias, aquellas que se forman de novo sobre piel sana: • Inconsistente: – Mácula: lesión plana con cambio de coloración de la piel. Puede ser resultado de **alteraciones de la pigmentación, anomalías vasculares congénitas** (angioma) o **adquiridas** (telangiectasias) o **extravasación sanguínea**: petequias (<2 mm), púrpura (2 mm-1 cm), equimosis (>1 cm) o hematoma. • De contenido sólido: – Pápula: lesión elevada que puede tener origen en **epidermis** (hiperplasia focal de queratinocitos), **unión dermo-epidérmica o dermis**: acúmulos serosos (Habón o roncha, que se caracteriza por ser evanescente), depósitos de sustancias, infiltrados inflamatorios o neoplásicos. – Placa: elevación en meseta que ocupa una superficie relativamente grande. Generalmente es resultado de la confluencia de pápulas. – Nódulo: lesión redondeada, circunscrita, profunda y palpable. – Tumor: lesión, masa o nódulo grande que se produce por proliferación celular.

Tabla 1. Lesiones elementales primarias (continuación)

- De contenido líquido:
  - Vesícula: lesión elevada, circunscrita, de contenido seroso o hemorrágico, <0'5 cm. Su origen puede ser **intraepidérmico**: edema intercelular (espongiosis), pérdida de puentes intercelulares (acantolisis) o **subepidérmico**.
  - Ampolla o flictena: lesión de similares características que la vesícula, pero >0'5 cm.
  - Pústula: lesión elevada, circunscrita, que contiene exudado purulento.
  - Quiste: lesión cavitada, con contenido líquido o semisólido, de consistencia elástica.

1. Exantemas purpúricos, vesiculosos y urticariales

1.1. Púrpura de Schönlein-Henoch

Etiología: vasculitis mediada por IgA (Streptococo beta-hemolítico del grupo A). Otros (Yersinia, VEB, VIH, Parvovirus B19, Micoplasmas, VVZ...); fármacos (penicilina y derivados, algunos macrólidos, quinina...), picaduras de insectos, vacunas, frío... *Exantema:* **púrpura palpable y simétrica no asociada a trombopenia.** Suele ser el primer hallazgo y se presenta en el 80-100% de los casos. Inicio habitual en MMII y nalgas. A la semana aproximadamente suelen quedar manchas de hiperpigmentación marronácea, y la púrpura suele recurrir con la deambulación en una o dos semanas. *Otros hallazgos: Celulitis* (cocos gram positivos). *Artralgias* (60%), secundarias al edema periarticular. *Manifestaciones renales* (25-50%), normalmente hematuria con o sin proteinuria, que raramente progresa a fallo renal (glomerulonefritis rápidamente progresiva) durante los 3 primeros meses tras la aparición de la enfermedad. *Otras manifestaciones* menos frecuentes: cefaleas, cambios de comportamiento, convulsiones, neumonía intersticial). *Diagnóstico:* fundamentalmente **clínico**. Hemograma: eosinofilia, leucocitosis, trombocitosis. Coagulación: normal. Realizar tira de orina y/o sedimento para valorar afectación renal (proteinuria). *Tratamiento:* dieta blanda, reposo, hidratación y observación. Antinflamatorios no esteroideos en dolor abdominal o artralgias. Corticoides a 1-2 mg/Kg/día si dolor abdominal intenso, hemorragia intestinal, afectación neurológica, testicular o renal (salvo hematuria microscópica aislada). Derivación a nivel hospitalario si complicaciones o afectación grave del estado general.

1.2. Varicela

Etiología: virus varicela-zoster. El hombre es el único reservorio conocido. La varicela corresponde a una primoinfección en individuo no inmunizado previamente. Su reactivación da lugar al herpes zoster, más frecuente en la edad adulta.

Exantema: período de incubación 14-17 días. Pródromos que recuerda a una infección de vías respiratorias altas. La erupción se inicia en cuero cabelludo y cara, progresando de forma centrípeta hacia el tronco y la raíz de las extremidades. Está compuesta de pequeñas máculas y pápulas eritematosas que rápidamente se transforman en vesículas redondeadas, de 2-3 mm de diámetro y con frecuencia con una umbilicación central. Suelen estar rodeadas de un halo eritematoso. En pocas horas las vesículas pueden evolucionar a pápulas, vesículas y luego a costras, que suelen desprenderse y dejar una hipopigmentación residual. Suelen coexistir lesiones en diferentes estadios evolutivos.

Tabla 2. Indicaciones de tratamiento de la varicela con aciclovir

- **Indicaciones del aciclovir oral: debe administrarse en las primeras 24 horas tras el inicio** (Dosis: 80 mg/Kg/día en 4 dosis, 5 días. Máximo: 3.200 mg al día):
  1. Mayores de 13 años;
  2. Enfermedades cutáneas o pulmonares crónicas;
  3. Pacientes en tratamiento crónico con salicilatos;
  4. Pacientes con corticoides (cursos cortos, intermitentes o en aerosoles);
  5. Contactos familiares o segundos casos domiciliarios.
- **Indicaciones del aciclovir intravenoso** (Dosis: <1año: 30 mg/Kg/día en 3 dosis y >1 año: 1.5 gr/m2/día en 3 dosis, durante 7 días o cuando lleve 48 horas sin aparición de nuevas lesiones):
  1. Malignopatías, transplantados de medula ósea (*);
  2. Tratamiento con corticoides a altas dosis (> 2 mg/Kg/día de prednisona o equivalente durante más de 1 mes);
  3. Inmunodeficiencias celulares congénitas y adquiridas (VIH) (*);
  4. Varicela neonatal;
  5. Neumonitis y meningoencefalitis.

(*Dependiendo del estado inmunológico del paciente el tratamiento podrá ser dado oral). En el caso de cepas resistentes al aciclovir, está indicado el foscarnet intravenoso.

Otros hallazgos: **SNC:** ataxia cerebelosa (1:4000 casos) y encefalitis (1:1.000 casos). Excepcionalmente, deterioro neurológico progresivo, síndrome de Reye, polirradiculitis y mielitis, síndrome de Guillain-Barré, etc. **Afectación pulmonar** (neumonitis varicelosa) benigna y autolimitada. Más frecuente en adultos. **Otras complicaciones:** más frecuente sobreinfección cutánea. Casos aislados de apendicitis, glomerulonefritis, púrpura de Schönlein-Henoch, neuritis óptica, orquitis o pancreatitis. Se considera que la tasa de mortalidad de la varicela es de aproximadamente un 0,2-0,4%.

Diagnóstico: fundamentalmente **clínico.**

Tratamiento: Sintomático en la mayoría de casos. Indicaciones de Aciclovir oral/i.v.: ver tabla 2. Derivación a nivel hospitalario si criterios de tratamiento intravenoso o afectación grave del estado general.

1.3. Síndrome de boca-mano-pie

Etiología: Producida por ciertos enterovirus (Coxackie A-16, A-5, A-10, virus ECHO, enterovirus 71). Suele aparecer en niños de 2 a 7 años de edad en los meses de verano y otoño. Contagio oral-oral u oral-fecal. *Exantema:* período de **incubación:** 4-6 días. **Pródromos:** fiebre, anorexia, astenia, faringitis 24-48 horas antes de la fase eruptiva. Las lesiones bucales son las más frecuentes (90%): pequeñas **vesículas** en la mucosa bucal, paladar, úvula, pilares anteriores... Evolucionan a lesiones erosivas y ulceradas, con aspecto de aftas. A las pocas horas aparecen en manos y pies lesiones similares, que evolucionan de máculas a pápulas y más tarde a vesículas. *Otros hallazgos:* **fiebre** (50% de los casos); **adenopatías submandibulares** (<50%). Suele resolverse en 5-10 días. Complicaciones excepcionales: neumonitis, miocarditis, meningitis y encefalitis. *Diagnóstico:* diferencial con herpes simple oral. Clínico. *Tratamiento:* sintomático. Alivio del dolor de las lesiones bucales con lidocaína, difenidramina, hidróxido de magnesio o sucralfato.

1.4. Impétigo

Etiología: Staphylococcus aureus o Streptococcus pyogenes. *Exantema:* Vesículas frágiles, de contenido amarillento que da lugar a las costras melicéricas. *Diagnóstico:* clínico. *Tratamiento:* tópico con mupirocina al 2% en crema. Higiene previa para retirar las costras. Fomentos de sulfato de zinc al 1/1000, aceleran la curación. Tratamiento sistémico: (Cloxacilina 50 mg/kg/día en 4 dosis o cefadroxilo 25-50 mg/kg/día en 2 dosis) cuando las lesiones sean múltiples, si está contraindicado el tratamiento tópico, si hay muchos miembros de la familia afectados, o se trate de un brote en una guardería o institución. Derivación a nivel hospitalario si afectación grave del estado general. Traslado medicalizado si shock séptico o afectación cutánea extensa.

1.5. Escabiosis (sarna)

Etiología: zooparasitosis producida por Sarcoptes scabiei. *Exantema:* Pápulas y vesículas perladas, con el surco acarino característico en cara, muñecas, borde cubital de manos, pliegues interdigitales, pene y escroto en el varón y areolas mamarias en la mujer. Lactantes: dermatitis aguda generalizada con pápulas eritematosas, excoriaciones, costras y pústulas de distribución similar. *Diagnóstico:* El motivo de consulta suele ser el prurito familiar nocturno. *Tratamiento:* Permetrina 5% en crema, aplicada en todo el cuerpo, se deja actuar 8-14 horas, luego se lava. Se puede repetir la aplicación a las 2 semanas. Tratar a todos los convivientes; la ropa personal y de cama, debe lavarse en agua caliente o guardarla en bolsas cerradas durante 7 días. Antihistamínico si prurito intenso. Corticoides tópicos (hidrocortisona 1%) en el síndrome postescabiótico.

1.6. Escaldadura estafilocócica

Etiología: toxinas exfoliativas del Staphylococcus aureus. *Exantema:* Comienzo brusco, eritema alrededor de la boca, ojos y periné (periorificial), que posteriormente se generaliza a una eritrodermia difusa con mayor afectación de pliegues. Es una erupción dolorosa, que se hace exudativa, con signo de Nikolsky positivo. Finalmente se produce una descamación. *Otros hallazgos y formas de presentación de infección estafilocócica:* Se acompaña de fiebre, regular estado general, irritabilidad. Las enfermedades producidas por toxinas que actúan como superantígenos son la escaldadura estafilocócica, la escarlatina (en la que no hay exudación, amigdalitis, lengua aframbuesada ni enantema bucal, a diferencia de la escarlatina verdadera) y el shock tóxico estreptocócico o estafilocócico. *Tratamiento:* Cloxacilina a 50-100 mg/Kg/día en 4 dosis durante 7-10 días, si hay buen estado general oral, si no, intravenosa. Si la afectación es severa deberá ser tratado como un gran quemado (traslado a nivel hospitalario).

2. Exantemas máculo-papulosos

2.1. Eritema infeccioso o 5ª enfermedad

Etiología: virus ADN de cadena corta, el parvovirus B19. Afecta exclusivamente al hombre. El contagio es directo a través de las gotitas expectoradas por el enfermo. La contagiosidad es máxima entre los seis y quince días posteriores a la infección. Niños de entre 2 y 12 años.

Exantema: Periodo de incubación de 1 a 2 semanas. El exantema es el síntoma fundamental y casi único de la enfermedad: se localiza en la cara, tronco, región glútea y extremidades, de predominio proximal. En sus formas típicas, evoluciona en tres fases:

1ª) Breve, sobre todo en cara. Grandes manchas eritematopapulosas localizadas en ambas mejillas y raíz nasal, que pronto confluyen, dando lugar a la típica imagen "en mariposa" o "en bofetada".

2ª) Dura alrededor de una semana y se inicia a los 2-3 días, aparece en región glútea y extremidades y se va aclarando, dando lugar a imágenes caprichosas ("exantema cartográfico" o "exantema anular").

3ª) Fase de recidiva. Puede persistir hasta un mes, aunque a veces no se presenta. En ella reaparece transitoriamente la erupción con las características de la segunda fase, siendo provocada por la acción de múltiples factores: rayos solares, calor, irritación y llanto, frotación de la piel, etc. *Complicaciones:* artritis leve (5%), de rápida evolución, (más frecuente en adultos). Se han descrito asociadas anemia hemolítica, neumonías, hepatitis y anemia aplasia (en pacientes con anemias hemolíticas constitucionales o inmunodeficientes).

Diagnóstico: fundamentalmente clínico. Hemograma: moderada eosinofilia.

Tratamiento: sintomático. Evitar ejercicio físico intenso.

2.2. Exantema súbito o 6ª enfermedad

Etiología: VHH-6 y 7. *Exantema:* exantema máculo-papuloso no confluente, de coloración rosada, de inicio en tronco, que aparece tras 3-4 días de fiebre alta sin foco, coincidiendo con la defervescencia brusca. *Complicaciones:* afectación neurológica: convulsiones, abombamiento de la fontanela. *Diagnóstico:* leucocitosis con neutrofilia, que evoluciona a leucopenia con neutropenia y linfocitosis. LCR: suele ser normal, incluso con afectación neurológica. *Tratamiento:* sintomático.

2.3. Mononucleosis infecciosa

Etiología: VEB (85-90%). También Toxoplasma, VIH, CMV, VH6-7 y VHA. *Exantema:* El exantema por infección del virus de Epstein-Barr existe en el 5 al 15% de los casos; es fugaz (1-2 días), muy variable, predominando en tronco y extremidades. *Complicaciones:* neumonía intersticial, rotura esplénica, neurológicas (meningitis, encefalitis, Guillain-Barré), trombocitopenia, anemia aplásica. *Diagnóstico:* linfocitosis (>50%) con > 10% de linfocitos atípicos, trombopenia (50%) y elevación de transaminasas (50%); anticuerpos heterófilos (reacción de Paul Bunnel); serología de IgM e IgG para VEB. Tratamiento: sintomático. Corticoides a 1-2 mg/kg/día si obstrucción vía aérea, complicaciones neurológicas o hematológicas (derivación a nivel hospitalario)

2.4. Sarampión

Etiología: virus ARN del grupo de los paramixovirus. Periodo de incubación de 9 a 12 días. El hombre es el huésped natural y único reservorio de la infección. La incidencia del sarampión ha descendido notablemente desde la introducción de la vacuna específica en 1963.

Exantema: pródromos (2-4 días, con coriza, conjuntivitis, tos, crup característico, fiebre) tras el cual comienza una erupción eritematosa retroauricular que se extiende al tronco, en sentido caudal, llegando a afectar a palmas y plantas. A los 3-4 días del inicio del cuadro catarral, suelen observarse pequeñas máculas puntiformes de color blanco azulado sobre una base eritematosa típicamente localizadas entre el primer y segundo molar (manchas de Koplik), aumentando en número de forma progresiva. Estas manchas pueden involucionar de forma espontánea con la aparición del exantema. A los 2 ó 3 días, las lesiones van desapareciendo en sentido inverso a su aparición, con mejoría clínica acompañante.

Diagnóstico: es clínico, aunque actualmente, es obligatoria su confirmación serológica.

Tratamiento: sintomático y de soporte. Vitamina A disminuye la morbimortalidad (para indicaciones ver tabla 3). Derivación a nivel hospitalario si afectación grave del estado general.

2.5. Escarlatina

Etiología: Streptococo pyogenes del grupo A, a través de su exotoxina pirogénica (SPE). Es necesario que el hospedador no tenga inmunidad antibacteriana ni antitóxica.

Exantema: periodo de incubación: 2-4 días. Pródromos de unas 24 horas de duración con faringoamigdalitis que afecta especialmente al estado general. A las 12-24 horas se inicia el periodo exantemático: micropápulas confluentes con centro en folículo piloso, frecuentemente pruriginosas, de comienzo en cuello y parte superior de tronco, se van extendiendo a las extremidades. Predominio en pliegues (ingles y codos). Signo de Pastia cuando en pliegues se aprecian elementos purpúricos lineales. Ligero tinte ictérico al comprimir y palidecer la piel. Enrojecimiento difuso que respeta el triángulo perinasobucal, por lo cual la fisonomía de los niños con escarlatina es bastante típica (signo de Filatow). La lengua, conforme avanza la enfermedad, adquiere un color rojo intenso, con las papilas prominentes, muy característico de la infección (lengua aframbuesada).

Diagnóstico: Clínico. Test rápidos (alta especificidad). Cultivo si negativo (baja sensibilidad).

Tratamiento: Penicilina (<27 Kg: 250 mg = 400.000 UI, 3 dosis, 10 días y > 27 Kg 500 mg = 800.000 UI, 3 dosis, 10 días), o dosis única de Penicilina G Benzatina intramuscular (<27 Kg: 600.000 UI y >27 Kg 1.200.000 UI). Alternativa: amoxicilina a 40-50 mg/Kg/día en 3 dosis. Alergia a penicilinas: Eritromicina 20-40 mg/Kg/día en 4 dosis, 10 días; otros macrólidos o clindamicina.

2.6. Rubeola

Etiología: Togavirus (ARN) rubivirus, cuyo único reservorio es el hombre.

Exantema: Tras un pródromos de 24-48 horas (fiebre y síntomas catarrales) aparece un exantema morbiliforme de inicio en pabellones auriculares y cara, extendiéndose rápidamente a todo el cuerpo, con predominio en tronco, formado por pequeñas maculopápulas circulares u ovales de contornos regulares. La piel sana intermedia es abundante, salvo en las mejillas donde, generalmente, los elementos confluyen, desapareciendo en 2 o 3 días en el mismo sentido en el que aparecieron. Al exantema acompaña fiebre y adenopatías de localización retroauricular, suboccipital y cervical (signo de Theodor) indoloras, no inflamatorias, que persisten varias semanas.

Diagnóstico: Clínico. Hemograma: leucopenia inicial, con elevación del numero de células plasmáticas y, en algunos casos, linfocitos anormales, parecidos a los encontrados en la mononucleosis infecciosa.

Tratamiento: sintomático. Inmunización pasiva mediante gammaglobulina. La gammaglobulina hiperinmune obtiene mejores resultados. La inmunización activa mediante vacuna es la solución más adecuada, utilizando la vacuna triple vírica.

2.7. Enfermedad de Lyme

Etiología: borrelia burdorgferi. *Exantema:* Tras un síndrome catarral, comienza el eritema crónico migratorio, lesión anular eritematosa que crece centrífugamente desde la picadura de la garrapata, aclarándose por el centro. Posteriormente afectación neurológica, especialmente el facial, manifestaciones oculares y cardiacas (lo más frecuente es el bloqueo aurículo-ventricular). Finalmente aparece artritis de grandes articulaciones (<4 o pauciarticular), rodillas principalmente, que puede aparecer sin los síntomas previos. *Diagnóstico:* serológico. *Tratamiento:* en mayores de 8 años con Doxiciclina a 4 mg/Kg/día, 14-21 días; en menores de 8 años, amoxicilina a 25-50 mg/Kg/día en 2 dosis, 2-3 semanas. Si afectación articular importante, carditis o afectación neurológica importante, cefotaxima o ceftriaxona durante 1-2 meses. Derivación a nivel hospitalario si afectación importante del estado general.

2.9. Fiebre botonosa mediterránea

Rickettsia conorii (picadura de la garrapata). *Exantema:* Tras cuadro gripal exantema maculo papuloso, no pruriginoso, con afectación generalizada incluidas palmas, plantas y cara, con lesiones purpúricas y petequiales, autolimitadas. Mancha negra característica, (70% de los casos); es una escara indolora y no pruriginosa, que aparece en el lugar de la picadura, necrótica en su centro, rodeada de halo eritematoso y leve inflamación de adenopatías regionales. Tratamiento: doxiciclina 4mg/Kg/día dosis única diaria, 5 días (mayores de 8 años). Azitromicina como alternativa, 3 días.

2.10. Enfermedad de Kawasaki

Etiología: Actualmente se considera que la presencia de uno o varios agentes infecciosos o tóxicos actuarían como un superantígeno que provocaría la activación del sistema inmune y el aumento de citocinas circulantes en un niño predispuesto a ello genéticamente.

Exantema: 3 fases:

1ª) Fase aguda: dura 1-2 semanas y se caracteriza por fiebre, hiperemia conjuntival. lesiones orofaríngeas, eritema de manos y pies, exantema, adenopatía cervical, irritabilidad marcada, anorexia (fase aguda febril)

2ª) Fase subaguda: desaparece la fiebre, el exantema y la adenopatía, aunque persisten la inyección conjuntival, la irritabilidad y la anorexia. Descamación de los dedos de las manos y de los pies, así como la región perianal (fase subaguda);

3ª) Fase de convalecencia: desaparece la clínica y los reactantes de fase aguda se normalizan. 6ª-10ª semana tras el comienzo de la enfermedad.

Diagnóstico: ver tabla 3.

Tratamiento: derivación urgente a nivel hospitalario.

Tabla 3. Criterios diagnósticos de la enfermedad de Kawasaki

Fiebre de más de 5 días y 4 de 5 de los siguientes criterios:
- Hiperemia conjuntival bilateral
- Cambios en la mucosa bucofaríngea:
  - Hiperemia faríngea
  - Labios enrojecidos, secos o agrietados
  - Lengua aframbuesada
- Alteraciones en las extremidades:
  - Edema
  - Eritema de manos y pies
  - Descamación desde zonas periungueales
- Exantema cutáneo polimorfo
- Linfadenopatía cervical

2.11. Acrodermatitis papulosa (Síndrome de Gianotti-Crosti)

Etiología: se asocia a multitud de infecciones víricas (VEB, Coxsackie A-16, VHH-6, enterovirus, CMV, VHC, etc.). *Exantema:* pápulas rojizas en cara y extremidades, respetando tronco. No suele ser pruriginoso y aparece en brotes durante varios días, permaneciendo varias semanas. *Diagnóstico:* clínico. *Tratamiento:* es un proceso autolimitado, de resolución espontánea.

2.12. Exantema urticarial

Etiología: Infecciones víricas (VEB, VHB, VIH, Enterovirus), Mycoplasma pneumoniae, meningococemia, escarlatina, Shigella o Yersinia, parásitos, picaduras de insectos y reacciones tóxico-alérgicas. *Tratamiento:* sintomático. Etiológico si causa conocida e indicación de ello.

Tabla 4. Síntomas y signos clave en el diagnóstico diferencial de las principales enfermedades exantemáticas pediátricas	
Purpúrico, vesiculoso o urticarial	**Máculo-papuloso**
• Palpable y simétrico: PÚRPURA DE SCHÖNLEIN-HENOCH	• En bofetada, región glútea y extremidades, cartográfico: ERITEMA INFECCIOSO O 5ª ENFERMEDAD
• Vesiculoso	• Máculo-pápula única
– Umbilicadas, costras, en distintos estadios evolutivos: VARICELA	– De crecimiento centrífugo + artritis + afectación neurológica: ENFERMEDAD DE LYME
– En boca, manos y pies: SÍNDROME DE BOCA-MANO-PIE	– Negra, lesiones petequiales: FIEBRE BOTONOSA
– Frágiles, de color amarillento, costras melicéricas: IMPÉTIGO	• Fugaz, variable: MONONUCLEOSIS INFECCIOSA
– Pápulas y vesículas con surcos, síntomas en familiares: ESCABIOSIS	• No confluente, rosada, coincide con bajada brusca de la fiebre: EXANTEMA SÚBITO O 6ª ENFERMEDAD
• Urticarial, doloroso y exudativo: ESCALDADURA ESTAFILOCÓCICA	• Comienzo retroauricular, desaparición en sentido inverso a aparición, crup: SARAMPIÓN
	• Pápulas rojizas en cara y extremidades: ACRODERMATITIS PAPULOSA
	• Con fiebre, cambios en mucosa orofaríngea, alteraciones de extremidades y/o linfadenopatías: ENFERMEDAD DE KAWASAKI
	• Micropápulas confluentes con lengua aframbuesada: ESCARLATINA
	• Con adenopatías retroauriculares, suboccipitales y cervicales: RUBEOLA

Bibliografía

1. Ferreiro M, Del Pozo J, Balado A, Cano S. Lesiones Cutáneas Elementales. En http://www.fisterra.com/guias-clinicas/lesiones-cutaneas-elementales/. Servicio Galego de Saúde. Mayo 2011. Elsevier 2012.
2. Alonso Salas MT, Navarro González J. Manual de Urgencias en Pediatría. Hospitales Universitarios Virgen del Rocío. 2009.
3. Fitzpatrick. Dermatología Clínica. 5ª edición. Mac-Graw-Hill Interamericana 2005.
4. Galán Gutiérrez M, Moreno Jiménez JC. Exantemas Virales en la Infancia. Pediatr Integral 2004; VIII(4):289-314.
5. Cruz M. Tratado de Pediatría. 10ª edición. Ergon. 2011.

Alberto Márquez López.
Raúl Cordero Muñoz.

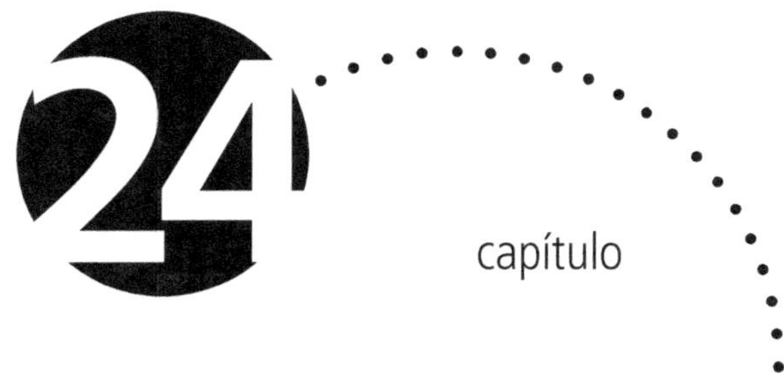

Urticaria, angioedema y anafilaxia

Urticaria

Lesiones cutáneas eritematosas y pruriginosas con edema. Pueden aparecer en cualquier parte del cuerpo, con forma, tamaño y duración variable. Pueden persistir minutos, días o semanas. La lesión típica es el "habón" o "roncha", la cual cambia de lugar en cuestión de horas. Las lesiones se limitan a la dermis superior.

Angioedema

Las diferencias principales del angioedema con la urticaria son que éste no es pruriginoso, aunque puede producir cierta sensación de quemazón, que los límites son poco nítidos, que afecta de manera selectiva a cara, genitales, manos y pies y que compromete a la dermis profunda y al tejido celular subcutáneo. En realidad, puede considerarse una forma de afectación profunda de la urticaria y en un 50% de los casos, coexisten. También puede afectarse el tracto respiratorio y gastrointestinal.

Duración

Si la urticaria/angioedema dura menos de 6 semanas se considera urticaria aguda. Si se prolonga más de 6 semanas hablamos ya de urticaria crónica. Si los episodios sintomáticos son de menor duración que los asintomáticos, hablamos de urticaria recidivante.

Etiología

Mediada por IgE, tipo I (pequeño porcentaje)

- Medicamentos: primera causa
  - Especialmente β-lactámicos
  - AINEs (AAS, ibuprofeno)
  - En la mayoría de los casos no se confirma la etiología en la prueba de provocación
  - Realizar estudio de tolerancia de fármacos alternativos
  - Otros: toxoide tetánico, triple vírica, hepatitis, meningitis
  - Atención a enfermedad del suero

- Alimentos:
  - Leche de vaca, huevo, pescado, frutos secos, legumbres, marisco, soja, kiwi, aditivos (tartrazina, benzoatos, sulfitos)
  - Ingestión o vía inhalatoria
  - Anisakis

- Picaduras de insectos:
  - Abejas, avispas, mosquitos, pulgas, arácnidos (arañas, garrapatas y ácaros)
  - Urticaria papular: lesiones bien delimitadas, eritemato-papulares, agrupadas y localizadas en zonas descubiertas

- Aeroalergenos (pólenes, animales de compañía)
- Por contacto (alimentos, plantas, medicamentos tópicos, insectos, medusas, látex...)

Producida por agentes infecciosos (tipo III)

- Estreptococos, H. pylori, Mycoplasma,
- Virus (Epstein-Barr, hepatitis, adenovirus, enterovirus, influenza, parainfluenza, etc.)
- Parásitos (oxiuros, Toxocara canis, Giardia lamblia, rotura de quiste hidatídico), hongos, etc.

Por agentes físicos (tipo IV):

- Por estímulo mecánico (dermografismo, por presión, angioedema vibratorio).
- Por estímulo térmico (por frío, calor –colinérgica o localizada–).
- Por estímulo lumínico (solar).
- Por contacto con agua (acuagénica).
- Por ejercicio (asociada o no a alimentos).

Otras

- Asociada a enfermedad sistémica (enfermedades del colágeno, tumores, hipertiroidismo, mastocitosis). Poco frecuentes en niños.

- Urticaria asociada a trastornos genéticos: urticaria familiar por frío o calor, angioedema hereditario (déficit de C1 esterasa inhibidor) tipos I y II, déficit de C3b inhibidor.
- Urticaria idiopática: Teoría vírica vs. Inmunológica (IgE). Amoxicilina y EBV.
- Tipo II (activación del complemento mediada por mecanismos citotóxicos): productos sanguíneos.

Evaluación clínica

- Historia clínica detallada: en muy pocos casos el diagnóstico etiológico por la historia es concluyente.
- Exploración física detallada encaminada a descartar enfermedad sistémica no diagnosticada.
- Especial atención a síntomas de compromiso respiratorio para descartar anafilaxia (ver más adelante)
- Pueden presentarse síntomas asociados como fiebre, manifestaciones respiratorias, oculares, gastrointestinales o articulares.

Tratamiento

Etiológico

Eliminando la causa si está clara. Estudio ambulatorio de alergia a alimentos o fármacos si se sospecha. También deben evitarse otros desencadenantes inespecíficos o intermedios (stress, medicación, irritantes, cambios bruscos de temperatura o presión...)

Sintomático

a. Antihistamínicos (casos leves/moderados):
   i. Hidroxicina: de elección. 1-2 mg/kg/día c/ 6 horas. Máx. 100 mg/día.
   ii. Dexclorfeniramina: 0'2-0'3 mg/kg/día c/ 6-8 horas. Máx 12 mg/día.
   iii. Loratadina: <30 kg: 5 mg/día, >30 kg: 10 mg/día. De elección si el efecto sedante es un problema.
   iv. Corticoides tópicos en casos de lesiones poco numerosas o muy pruriginosas.

b. Urticaria/angioedema intensos que afecten a las vías respiratorias
   i. Adrenalina al 1:1000 (1 ml=1mg), 0'01 ml/kg por vía IM (máx. 0'3 cc). Se puede repetir en 20 minutos.
   ii. Prednisona: 1-2 mg/kg/día por vía oral (máx. 50 mg) o metilprednisolona por vía parenteral a igual dosis.

Anafilaxia

Se trata de una reacción alérgica grave. Requiere una intervención inmediata por su potencial letalidad. Patogénicamente es una reacción tipo I mediada por IgE. Es importante saber que la reacción anafiláctica puede tener dos fases separadas en el tiempo (hasta 72 horas): una dosis inadecuada de adrenalina puede desencadenar la aparición de la segunda fase, clínicamente similar a la primera (reacción bifásica)

Etiología

Numerosos alérgenos implicados, que se introducen en el organismo por vía digestiva, parenteral, inhalatoria o directa por contacto.

Clínica

- Cutánea: calor, hipersudoración, urticaria y angioedema
- Respiratoria: edema, prurito de lengua, edema y prurito de úvula, disfonía, crup, disnea, sibilancias, apnea.
- Cardiovascular: bajo gasto, hipotensión, arrtimia, shock, parada cardiorrespiratoria.
- Gastrointestinal: dolor abdominal, diarrea, náuseas, vómitos.
- Neurológicos: vértigo, visión borrosa, alteración de la conciencia, convulsiones.

Diagnóstico

Clínico, cumpliendo uno de los tres criterios siguientes:

1. Comienzo agudo, afectación cutáneo-mucosa además de: compromiso respiratorio, o hipotensión y signos de bajo gasto.
2. Comienzo agudo y dos o más de los siguientes (si el paciente conoce con seguridad el alérgeno provocante): afectación cutáneo-mucosa, compromiso respiratorio, hipotensión con bajo gasto, síntomas gastrointestinales
3. Hipotensión tras la exposición (minutos a horas) tras un alérgeno conocido.

Tratamiento

Derivación a nivel hospitalario, con soporte vital avanzado que incluye el siguiente tratamiento farmacológico:

1. **Adrenalina:** de elección. Más rápido por vía intramuscular. IV: 0'1-0'2 ml/kg de dilución 1:10000 cada 5-20 minutos o en perfusión si hipotensión. Máximo 0,3 mg.
2. **Antihistamínicos:** el uso concomitante de anti H1 y anti H2 tiene efecto sinérgico en casos de hipotensión refractaria a adrenalina. No usar H2 si hay broncoespasmo.

3. **Corticoides:** mejora el efecto rebote de las otras opciones. Hidrocortisona o metilprednisolcna IV o IM.
4. **Sueroterapia:** Suero fisiológico o Ringer lactato. Coloides (albúmina al 5% en SF si persiste hipotensión tras 2-3 dosis de fisiológico o Ringer a 20 ml/kg)
5. **Vasopresores:** si persiste hipotensión tras expansores de volumen. Adrenalina → Noradrenalina → noradrenalina, en perfusión continua.
6. **Atropina y glucagón:** Atropina en los casos en que los inotrópicos no mejoren la bradicardia. Glucagón a 1-5 mg IV en bolo, si no hay respuesta se pautará una infusión a 5-15 μg/min.
7. **Broncodilatadores:** salbutamol. Otros si no hay respuesta, incluyendo teofilina.

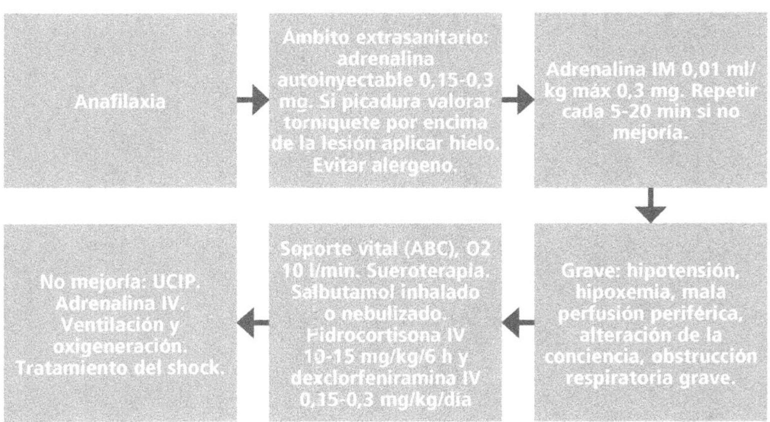

Ilustración 1. Algoritmo terapéutico de la anafilaxia (modificado de Cardona Dahl V. et al. GALAXIA: Guía de actuación en anafilaxia. Coordinado por Asociación Española de Pediatría. 2009).

Bibliografía

1. Cardona Dahl V. et al. GALAXIA: Guía de actuación en anafilaxia. Coordinado por Asociación Española de Pediatría. 2009.
2. Cruz M. TRATADO DE PEDIATRÍA. 10ª edición. Ergon. 2011.

Alberto Márquez López.
Raúl Cordero Muñoz.

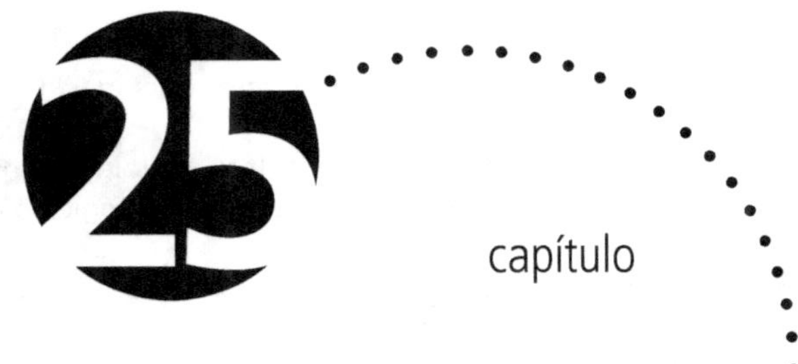

La cojera como motivo de consulta urgente

Importancia de la enfermedad

La cojera o marcha anormal del niño se presenta en consulta con una frecuencia de 1,8 ‰ , causada en la mayoría de las ocasiones por motivos banales (contusiones, esguinces, rozaduras o problemas de calzado) que se resolverán con analgesia, reposo y observación, aunque no podemos olvidar patologías tan graves como artritis séptica o tumores y manejando siempre la posibilidad del maltrato infantil.

Nuestro esfuerzo por tanto como médicos de atención primaria en Urgencias será reconocer aquellas etiologías o presentaciones de gravedad, sabiendo además que tienen una relación con la edad del paciente (tabla 1).

Tabla 1. Causas más frecuentes de cojera según la edad del paciente		
Menores de 3 años	De 3 a 10 años	Mayores de 11 años
Fractura tibial	Traumatismos	Traumatismos
Artritis séptica de cadera	Artritis séptica de cadera	Artrítis séptica, EFP
Osteomielitis	Osteomielitis	Osteocondrosis
Sinovitis transitoria	Enfermedad de Perthes Sinovitis transitoria	Artitis juvenil/ gonocócica
Tumores	Tumores	Tumores

Sintomas y signos de alarma

Ante los siguientes sintomas y signos (en coherencia con nuestra anamnesis y exploración) deberemos trasladar al paciente al hospital para la realización de pruebas complementarias, fundamentalmente la radiografía simple y análisis de sangre, ocasionalmente ecografía, artrocentesis, TAC, etc:

- Presentación aguda y relación directa con un traumatismo (aunque no siempre evidente como en las fracturas de "toddler" o de los "primeros pasos").
- Impotencia funcional absoluta (fractura, osteomielitis, artrítis séptica)
- Mal estado general, anorexia, pérdida de peso, sudoración y/o dolores nocturnos (tumores, artrítis séptica, enfermedad reumática).
- Fiebre y/o signos inflamatorios (artrítis séptica, tumores, enfermedad reumática)
- Multiples contusiones y/o incongruencia del traumatismo y posible lesión (maltrato infantil).

Anamnesis

En la entrevista clínica al paciente o familiares es fundamental abordar cómo empezó a cojear (relación con traumatismo, infección, etc), la duración y su evolución (ha mejorado, está igual o ha empeorado). Es clave conocer las características del dolor, si existe (localización, irradiación, intensidad, respuesta a analgésicos). y su asociación con otras enfermedades o lesiones. Habitualmente un proceso agudo o de pocos días, lleva asociado dolor y debemos descartar procesos infecciosos, traumáticos o tumorales. Por el contrario un proceso de mayor evolución suele ser sin dolor y por causas neuromusculares o mecánicas.

Aparición de síntomas acompañantes, fiebre, pérdida de peso, anorexia, dolor abdominal, diarrea, sudoración nocturna, exantema o afectación ocular.

Para completar la anmnesis no podemos olvidar los antecedentes personales (enfermedad reumática, hemofilia, tumores, infección previa, vacunas, actividad física importante, episodios previos de cojera, actividad sexual, etc) y familiares (enfermedad reumática o enfermedades neuromusculares).

Exploración física

Debemos tener en cuenta el estado general del paciente, la marcha y el miembro afecto.

Exploración General

Debemos comprobar si existe fiebre y medir las constantes vitales. El estado general, su comportamiento y postura espontánea nos pueden advertir de un proceso sistémico. Exámen de la piel (exantemas, púrpura, picaduras, etc). Exploración neurológica. Exploración ORL. Auscultación cardiorrespiratoria. Palpación de abdomen, genitales y columna vertebral.

Exploración de la marcha

La cojera suele ser producto de una postura antiálgica o resultado de una patología mecánica o neuromuscular. A ser posible debemos explorar al paciente sin ropa, de frente y de espaldas, valorando independientemente la posición del tronco, las caderas, rodillas y pies. Comprobar la columna vertebral, asimetria de las caderas y hacerle que se ponga de puntillas y talones.

Exploración del miembro afecto y articulaciones

Debemos explorar todo el miembro inferior, hasta las plantas de los pies (verrugas plantares, rozaduras, etc). Su longitud (test de Galeazzi), la posición en reposo del miembro afecto, apreciando posturas antiálgicas de flexión y rotación externa en los derrames articulares (artrítis sépticas), los movimientos (y su rango) activos y pasivos de forma bilateral, tanto en tobillos, rodillas como caderas. Palpación de relieves oseos y articulaciones así como cualquier signo de inflamación, tumefacción o atrofias.

Generalmente en una exploración anormal encontraremos dolor, disminución de la movilidad, tumefacción y/o enrojecimiento.

Exploraciones complementarias

Fundamentalmente orientadas a descartar fracturas, artrítis séptica, osteomielitis y tumores.

- Radiografía simple de la zona afectada y contralateral. Básica su realización, sin embargo puede ser dificil apreciar la fractura de "toddler" en la tibia o los casos de osteomielitis.
- Análisis de laboratorio: La PCR es el mejor predictor independiente de enfermedad. Además son importantes un hemograma (anemia, leucocitosis, trombopenias, presentes en enfermedades crónicas o tumorales, en infecciones o inflamaciones), velocidad de sedimentación globular (VSG) y/o liquido sinovial. La presencia de fiebre, elevación de la VSG, PCR, leucocitosis e imposibilidad de cargar peso conlleva una probabilidad del 98% de padecer una artritis séptica.
- Ecografía. Útil en los derrames articulares y como guía para su aspiración. En ocasiones para detactar abcesos subperiósticos provocados por osteomielitis.
- Artrocentesis y cultivo del líquido articular: Algunos estudios reportan un 100% de especificidad y 43% de sensibilidad a la tinción de Gram en el estudio de la artrítis séptica.
- TAC, RNM, gammagrafía ósea no se realizan de rutina en la cojera aguda. Tienen importancia en la valoración de tumores, fracturas de estrés o infecciones larvadas.

Tabla 2. Diagnóstico diferencial, exploración y manejo del paciente con cojera

Etiología	Historia	Exploración	Laboratorio	Radiología
Traumática	Contusión, caida	Dolor localizado, hinchazón, disminución de movilidad	Ninguna, excepto sospecha infección	RX
Infecciosa	Fiebre, dolor, escalofríos, eritema	Rigidez articular, fiebre, eritema	Hemograma, PCR, VSG, cultivo líquido articular	RX, Eco, RNM
Tumores	Dolor nocturno, no relación con la actividad, pérdida de peso	Masa, deformidad osea	Hemograma, PCR, VSG, Fosfatasa alcalina, calcio	RX, Eco, gammagrafía, TAC, RNM

Tabla 2. Diagnóstico diferencial, exploración y manejo del paciente con cojera				
Etiología	**Historia**	**Exploración**	**Laboratorio**	**Radiología**
Congénita	Presente desde nacimiento	Deformidad, dismetría piernas, disminución movimientos	Ninguna	RX
Neurológica	Ataxia, marcha descordinada	Distonia muscular, reflejos alterados, pie cavo	Cretinin Kinasa si sospecha Duchennes	RX
Inflamatoria	Dolor >6meses, historia familiar AR	Calor y eritema en articulaciones	ninguna	RX
Desarrollo	Cojera sin dolor	Disminución movilidad articular, movimientos asimétricos	ninguna	RX

Puntos clave

- La mayoría de causas de cojera en los niños son debidas a motivos banales.
- La historia clínica, y la exploración del paciente de forma razonada nos debe aportar la información necesaria para orientar el diagnóstico.
- Ante la sospecha de patología traumática, infecciosa, inflamatoria o tumoral así como de maltratro debemos derivar al hospital para completar el estudio.

Algoritmo diagnóstico en el paciente con cojera

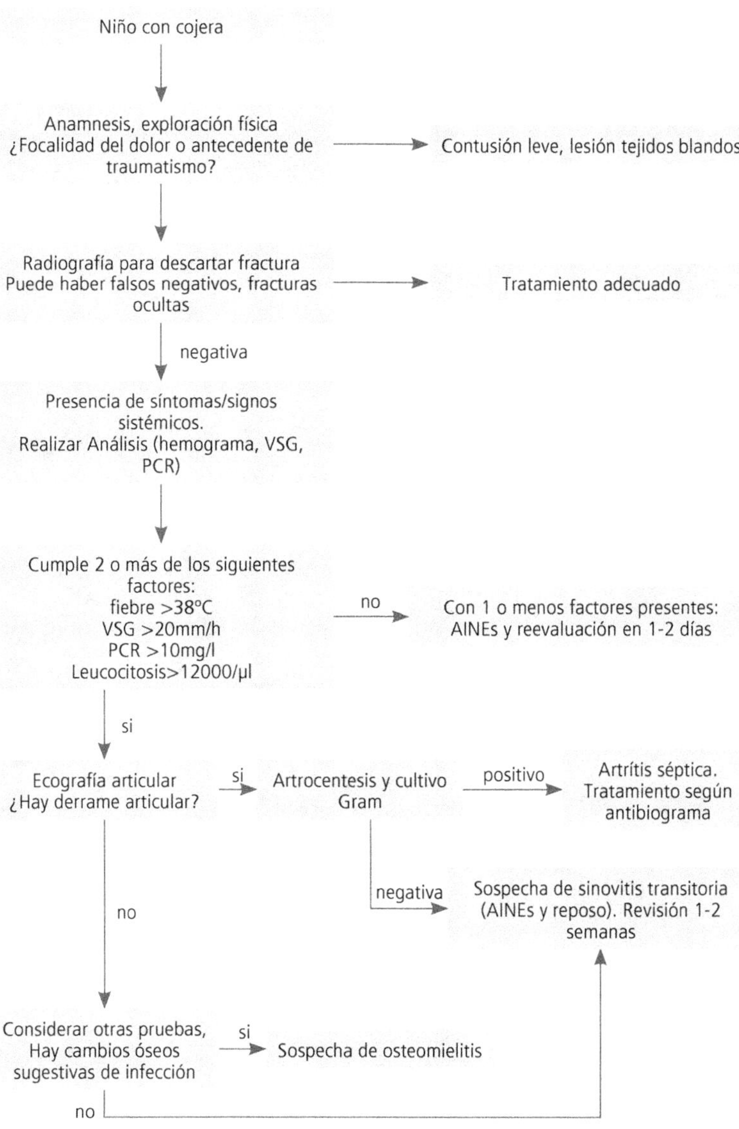

Bibliografía

1. Abbassian A. The limping child: a clinical approach to diagnosis. Br J Hosp Med (Lond). 2007 may;68(5):246-50.
2. Alonso Hernández J. Evaluation of the child with a limp. Pediatria Integral. 2010;14(7):533-40.
3. Chasm RM, Swencki SA. Pediatric orthopedic emergencies. Emerg. Med. Clin. North Am. 2010 nov;28(4):907-26.
4. Garrido R, Luaces C. Cojera en la infancia. En: González Pérez Yarza E, Editor. Protocolos Diagnostico-Terapéuticos de Urgencias pediátricas. 2ª ed. Ergón;2010. p.35-43. Disponible en: http://www.aeped.es/sites/default/files/documentos/cojera.pdf.
5. Hill D, Whiteside J. Limp in children: differentiating benign from dire causes. J Fam Pract. 2011 abr;60(4):193-7.
6. Sawyer JR, Kapoor M. The limping child: a systemic approach to diagnosis. Am Fam Physician 2009;79(3):215-24.

Francisco Javier Valverde Bolívar.

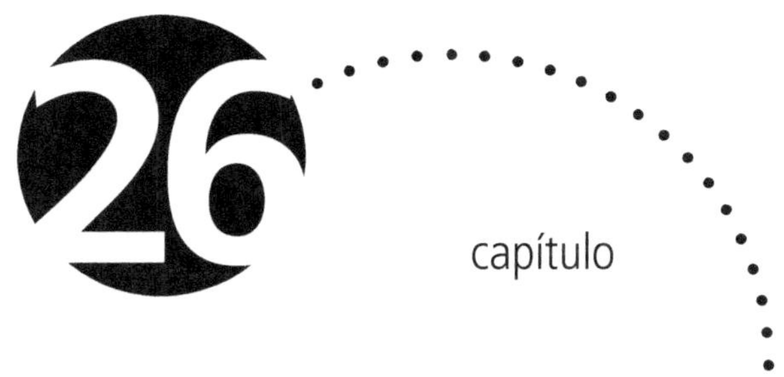

Intoxicaciones en pediatría

Las intoxicaciones agudas suponen una causa frecuente de urgencias pediátricas. Un 90-92% son accidentales y el resto intencionales.

La vía más frecuente de intoxicación es la digestiva.

Manejo general de las intoxicaciones

a) Estabilización

Independientemente del tóxico hay que atender problemas respiratorios, hemodinámicos o neurológicos.

- Monitorizar frecuencia cardíaca, respiratoria, tensión arterial, temperatura.
- Canalizar vía venosa. Administrar fluidos para corregir shock si existe.
- Glucemia capilar inicial: si existe hipoglucemia iniciar glucosa IV a 0,25 – 1 mg/kg con suero glucosado 10%.
- Soporte neurológico: si existe convulsión o agitación administrar valium 0,3 mg/kg.

b) Historia clínica para identificar tóxico

- Anamnesis: ¿Qué, cuánto, cuándo? (Es importante que nos pueda proporcionar el envase) Un sorbo en un niño de 3 años equivale a 5ml, de 10 años a 10 ml y un adolescente a 15 ml.
- Exploración física: descartar malos tratos. Signos vitales, nivel de conciencia, alteraciones del comportamiento, pupilas, boca, aparato respiratorio, digestivo, piel...

- Pruebas complementarias: analítica con hemograma, iones, bioquímica, saturación O2, ECG. Petición de tóxicos en sangre y orina según sospecha diagnóstica.

Etiología general

- Menores de 5 años: intoxicaciones accidentales.
- Mayores de 12 años: intentos de suicidio.

c) Métodos para impedir la absorción

Carbón activado: ha desplazado como primera elección al uso de jarabe de ipecacuana y al lavado gástrico. Se debe usar como método único si la intoxicación es leve y en las primeras horas tras emesis o lavado gástrico en intoxicaciones graves.

Dosis: < 1 año: 1gr/kg vía oral disuelto en 4 partes de líquido (evitar leche y bebidas carbonatadas)

1-12 años: 25-50 gr

Contraindicado: íleo u obstrucción GI, alteraciones de conciencia e ingesta de cáusticos. Sustancias con baja/nula adsorción por Carbón Activado: ácidos, álcalis, alcoholes, metales.

Inducción del vómito:

Jarabe de ipecacuana: útil en medios rurales o extrahospitalarios. Se utiliza cuando el tóxico tiene nula afinidad por el carbón activado y sea una ingestión reciente.

Dosis: 6 meses – 1 año: 5-10 ml precedido o seguido de 120-240 ml de agua. 1 año-12 años: 15 ml precedido o seguido de 120-240 ml de agua. Mayores de 12 años: 30 ml seguido de 240 ml de agua.

Contraindicado: caústicos, hidrocarburos, alteración del nivel de conciencia, menores de 6 meses y drogas bradicardizantes.

Lavado gástrico

No se debe hacer de rutina. Indicado en intoxicaciones leves/medias donde el carbón no esté indicado. Intoxicaciones graves de menos de 1 hora.

Contraindicado: Caústicos, hidrocarburos, varices esofágicas, cirugía esofágica.

Se coloca al paciente en posición de Trendelemburg, en decúbito lateral izquierdo. En niños mayores el lavado se realiza con suero salino o agua. En niños menores con suero salino o mitad salino.

Dosis: 10 ml/kg en cada ciclo en niños. Se repiten ciclos de instilación-aspiración hasta que salga líquido claro. Al finalizar se puede administrar carbón activado.

Catarsis

No se utiliza habitualmente; una indicación sería evitar el estreñimiento que produce el carbón activado. También en intoxicaciones por fármacos de liberación retardada o que disminuyan la motilidad intestinal.

Intoxicaciones por fármacos

En la siguiente tabla se describen algunos tipos de intoxicaciones medicamentosas con sus antídotos específicos si existen.

Tóxico	Antídoto	Dosis
Paracetamol	N-Acetilcisteína	Oral:140mg/kg. Continuar con 70 mg/kg/4h (17 dosis total) IV: 140mg/kg seguido de 12 dosis de 70 mg/kg/4h.
Benzodiazepinas	Flumacenil	0,01 mg/kg IV en 15 seg, repetir cada minuto hasta un total de 2 mg si persiste clínica.
Antidepresivos tricíclicos	Bicarbonato sódico	1-2 mEq/kg/dosis IV
Betabloqueantes	Glucagón	0,05-0,1 mg/kg en bolo. Continuar con 0,04 mg/kg/h en infusión.
Anticolinérgicos	Fisostigmina	<5años: 0,01-0,03 mg/kg/dosis. Repetir cada 5-15 minutos hasta efecto >5 años: 1-2 mg dosis total. Repetir a lso 10 min si no es eficaz(máx 4mg en 30 min) Vía IV.
Opiáceos	Naloxona	10 mcg/kg en <5 años o <20 kg. Si > 5 años o > 20 kg dosis mínima es 2 mg. Repetir en 5 minutos si no hay efecto.
Organofosforados	Atropina Pralidoxima	0,05 mg/kg. Repetir cada 15 min hasta atropinizar 25-50 mg/kg. Dosis máx 2g/6h. Vía IV.

Otros fármacos muy utilizados en el hogar no tienen antídoto específico por lo que habrá que utilizar los métodos anteriormente expuestos para impedir la absorción.

Ácido acetilsalicílico

Dosis tóxica: > 150mg/kg.

Tratamiento:

- Inducción del vómito o lavado gástrico y administrar carbón activado.
- Diuresis forzada y alcalinización urinaria para pH en orina de 7,5
- Monitorizar glucemia, potasio, sodio y calcio.

Ibuprofeno

Dosis tóxica: >100 mg/kg.

Tratamiento:

- Evacuación del fármaco y carbón activado
- Si la dosis es 100-200 mg/kg: evacuación gástrica y observación en casa.
- Si la dosis es 200-400 mg/kg: observación hospitalaria 4-6 horas.
- Si > 400 mg/kg: ingreso hospitalario.

Intoxicaciones por productos domésticos

La mayoría de las intoxicaciones se producen en niños entre 1 y 4 años y de manera accidental. Los agentes implicados más frecuentemente son productos de limpieza domésticos.

Cáusticos

Constituye la 1ª causa de intoxicación no medicamentosa.

- Álcalis: Producen lesiones si su pH es mayor o igual de 12. El órgano dañado más frecuentemente es el esófago. Ejemplos: lejía o amoníaco.
- Ácidos: Producen lesiones si su pH es inferior a 4. El órgano más afectado es el estómago. Ejemplos: limpiadores WC, agua fuerte..

Tratamiento:

- No usar carbón activado.
- Contraindicado vaciado gástrico.
- No purgantes
- No antídotos específicos.

Si hay exposición con piel u ojos lavar con agua o suero fisiológico.

Derivar al hospital lo antes posible.

Hidrocarburos

Constituye la 2ª causa de intoxicación no medicamentosa.

- Hidrocarburos halogenados: se encuentran en disolventes de pinturas, tintas de imprenta.
- Derivados del petróleo: Queroseno, aguarrás.

Tratamiento: Lavado del paciente con agua y jabón, quitando la ropa sucia.

Contraindicado inducción del vómito o lavado gástrico excepto si ha ingerido grandes cantidades de tóxico (más de 5ml/kg).

Monóxido de carbono

Produce toxicidad por la combustión incompleta de materiales que contienen carbono como estufas, braseros, gas butano.

Tratamiento: Administrar oxígeno al 100% hasta cifras normales de COHb.

Medidas de soporte vital si fuesen necesarias.

Bibliografía

1. Grupo de trabajo SEUP (Sociedad española Urgencias Pediátricas).
2. Manual de Urgencias Pediátricas. Editorial Panamericana. 5ª edición. 2011
3. Manual de Diagnóstico y Terapéutica Hospital La Paz. Publimed. 5ª edición. 2011.

Mª Dolores Jiménez Guerrero.
Raúl Cordero Muñoz.
Rafael López Puertas.

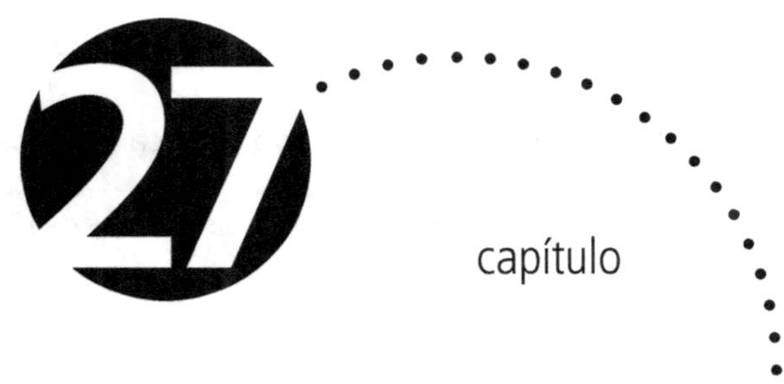

Mini-Vademecum pediátrico

Antiasmáticos inhalados		
Fármacos	Dosis	Presentación
SABUTAMOL	100 mcg/inh (=en sol. para nebulización) 1-2 inh/4-8h hasta máx 12 inh/dia	Ventolin inh. Ventolin sol. respirador
BUDESONIDA	100-200 mcg/inh/12h 0,25-0,50 mg/ml para nebulización Hasta 800 mcg/12h	Pulmicort aerosol Pulmicort sol. Nebulización (envase de 2 ml.)
BROMURO DE IPRA-TROPIO	1-2inh/4-8h. Max. 12inh/día Sol. Neb. 250-500 mcg.	Atrovent Atrovent monodosis

Antiasmáticos de urgencias		
Fármacos	Dosis	Presentación
ADRENALINA	0,1 ml/10kg/dosis cada 5-20 min. Maximo 3 dosis (0,3 ml)	Adrenalina Braun amp. Adrenalina Level amp.
SALBUTAMOL	0,02mg/kg/dosis 1,12-1,13 ml/kg/dosis (max 1ml)	Ventolin iny Ventolin sol. respirador
BUDESONIDA	0,25-0,5 mg/dosis	Pulmicort sol. para inh por nebulización 2ml.

Corticoides sistémicos		
Fármacos	Dosis	Presentación
METIL-PREDNISOLONA	1-2mg/kg/día c/8-12-24h	Urbason iny y comp Solu-moderin iny
PREDNISONA	1-2mg/kg/día	Dacortin comp.
DEFLAZACORT	1-2mg/kg/día c/12-24h. 1gota/kg/día	Zamene comp. y gotas Dezacor comp. y gotas
DEXAMETASONA	0,15-0,60 mg/kg/dosis Max. 20 mg	Fortecortin iny. y comp.

Antitusígenos		
Fármacos	Dosis	Presentación
CODEINA (mayores de 1 año)	1-3 mg/kg/dia c/6-8h. 1ml/kg/día	Codeisan sol. y comp. Toseina sol.
CLOPERASTINA	0,5 ml/kg/dia c/8h.	Flutox/Sekisan sol. y grag.
DEXTROMETORFANO (mayores de 2 años)	1mg/kg/dia c/6-8h. 1gota/kg/dosis	Romilar gotas, jar. y comp.
NOSCAPINA	2,5ml/dosis en<3años 5ml/dosis em >3 años c/6-8h	Tuscalman jar., susp. lactantes y sus. niños
DIMEMORFAN	1mg/kg/dia c/6-8h 0,5 ml/kg/dia	Dastosin sol. y caps.

Mucolíticos-expectorantes		
Fármacos	Dosis	Presentación
ACETIL-CISTEINA	100mg/dosis c/8-24h.	Flumil oral sob. y sol.
AMBROXOL	1,5mg/kg/dia c/8-12h 0,5ml/kg/dia	Mucosan jar.

Antihistamínicos		
Fármacos	**Dosis**	**Presentación**
DEXCLORFENIRAMINA (mayores de 2 años)	0,2mg/kg/dia c/6-12h. 0,5 ml/kg/dia	Polaramine susp., comp. y iny.
LORATADINA	0,2mg/kg/dia c/24h Mayores de 3 años: <30kg: 5mg/24h. >30kg: 10mg/24h.	Civeran jar. y comp.
HIDROXICINA	1-2mg/kg/dia c/24h. 0,25-0,5ml/kg/dia	Atarax susp. y comp.
DESLORATADINA (mayores de 2 años)	1,25mg (2-5 años)-2,5mg (>6años)/día c/24h.	Aerius/Azomyr jar. y comp.

Antieméticos		
Fármacos	**Dosis**	**Presentación**
METOCLOPRAMIDA (usar excepcional-mente, por efectos extrapiramidales)	0,5mg/kg/día c/8h.	Primperan gotas pediatrica, sol., comp. e iny.
DOMPERIDONA	0,2-0,3mg/kg/dosis c/6-8h. 2,5ml/10kg/dosis	Motilium supositorios, comp. y jar.

Antidiarréicos		
Fármacos	**Dosis**	**Presentación**
RACECADOTRILO	1,5mg/kg/toma	Tiorfan sobres lactantes, sobres niños y caps.

Antisecretores		
Fármacos	**Dosis**	**Presentación**
RANITIDINA	2-4mg/kg/dia	Ranitidina sol. magistral
OMEPRAZOL	0,7-1,4mg/kg/dia c/12-24h 10-20kg: 10mg >20kg: 20mg	Omeprazol sol. magistral y caps.

Corticoides tópicos: de baja potencia		
Fármacos	**Dosis**	**Presentación**
HIDROCORTISONA	1-3aplic./dia	Ceneo crema/pomada Suniderma crema/ pomada Lactisona loción
FLUOCORTISONA	1-2aplic./dia	Vaspit crema/pomada

Corticoides tópicos: de potencia intermedia		
Fármacos	**Dosis**	**Presentación**
METILPREDNISOLONA	1-2aplic./dia	Lexxema/Adventan crema, pomada, ungüento y emulsión
BETAMETASONA	2-3aplic./día	Celestoderm V 1/2 -Celestoderm V crema Betnovate-Celestoderm loción
PREDNICARBATO	1-2aplic./día	Peitel/Batmen crema, ungüento,pomada y espuma

Tópicos oticos		
Fármacos	**Dosis**	**Presentación**
CIPROFLOXACINO	2 aplic./dia, llenando el CAE en cada vez	Cetraxal otico gotas Baycip monodosis gotas

Tópicos nasales		
Fármacos	**Dosis**	**Presentación**
MOMETASONA	1apli/24h.	Nasonex spray
LEVOCABASTINA	2apli./fosa/12h en >4años	Bilina/Livocab spray
MUPIROCINA	1aplic./8h	Bactroban nasal pomada
CORTICOIDES+ATB	1-2neb/8-12h.	Synalar nasal en gotas

Tópicos oftálmicos		
Fármacos	**Dosis**	**Presentación**
TOBRAMICINA	1-2gotas/4h 2-3aplic./dia o 1aplic./noche complementando al colirio	Tobrex colirio Tobrex pomada
TOBRAMICINA +DEXAMETASONA	1-2gotas/4-6-8-12h	Tobradex
EMEDASTINA	1-2gotas/4h	Emadine colirio
CLORTETRACICLINA 5%	2-3apli./diao 1aplic./noche complementado al colirio	Oftalmolosa Cusi Aureomicina
ACICLOVIR	2-3aplic./dia o 1aplic./noche complementando al colirio	Zovirax pomada oftálmica Virmen pomada oftálmica

Urgencias vitales	
Fármacos	**Dosis**
ADRENALINA	0,01mg/kg/dosis 0,1ml/kg/dosis en dilucion 1/10.000 (1amp 1/1000 + 9ml SSF)
ATROPINA	20mcg/kg/dosis min 0,1mg; max 1 mg
BICARBONATO	1mEq/kg/dosis

Urgencias respiratorias		
Fármacos	**Dosis**	**Presentación**
ADRENALINA	0,1 ml/10kg/dosis cada 5-20 min. Maximo 3 dosis (0,3 ml)	Adrenalina Braun amp. Adrenalina Level amp.
SALBUTAMOL	0,02mg/kg/dosis 1,12-1,13 ml/kg/dosis (max 1ml)	Ventolin iny Ventolin sol. respirador
BUDESONIDA	0,25-0,5 mg/dosis	Pulmicort sol. para inh por nebulización 2ml.
METILPREDNISOLONA	1-2mg/kg/dosis	Urbason iny. y comp.
DEXAMETASONA	0,15-0,60mg/kg/dosis (no pasar de 20mg)	Fortecortin iny. y comp..

Otras urgencias		
Fármacos	**Dosis**	**Presentación**
S. FISIOLOGICO, RINGER LACTATO, BICARBONATO 1/6M	20ml/kg/h IV	
GLUCAGON	<20kg: 0,5mg/dosis >20kg: 1mg/dosis IV, IM o SC	
DIAZEPAM	0,1-0,5 mg/kg/dosis REPETIR A LOS 20 MIN SINO CEDE	Valium iny. Stesolid sol. rectal

Antipiréticos		
Fármacos	**Dosis**	**Presentación**
PARACETAMOL	10-15mg/kg/4-6h oral o rectal 3 gotas/kg/dosis Máx. 60mg/kg/dia Iv: 15mg/kg/6h en 15 min.	Apiretal comp., gotas y supositorios Febrectal infantil susp.
IBUPROFENO	5-10mg/kg/6-8h oral o rectal Máx. 40mg/kg/dia	Dalsy susp. y sobres 200mg Junifen susp. y supositorios
METAMIZOL (no en menores de 3 meses)	10-40mg/kg/6-8h IV o VO 40-160mg/kg/dia No en menores de 3 meses	Nolotil amp., supositorios y cáp. Lasain amp. y cáp

Antibióticos		
Fármacos	**Dosis**	**Presentación**
AMOXICILINA	80mg/kg/dia (c/ 8h) v.o. 4 gotas/kg/dosis Susp.→1ml/kg/dia	Clamoxil sobres, gotas, susp. y caps. Ardine susp., sobres, comp. y caps.
AMOXICILINA+ CLAVULANICO	80mg/kg/dia c/ 8-12h VO 100mg/kg/dia cada 6-8h IV 0.4ml/kg/dia	Augmentine susp., comp. y sobres
PENICILINA G BENZATINA	20-30mU/kg/sem. 1-3 semanas 600.000UI (<27kg) 1.200.000UI (>27kg)	Benzetacil iny.
CEFUROXIMA	15-30mg/kg/dia (c/12h) v.o. 100mg/kg/dia (c/6 8h) i.v. 0.25ml/kg/dia	Zinnat comprimidos sobres y suspensión 250mg/ml. Cefuroxima iny

Antibióticos (continuación)		
Fármacos	Dosis	Presentación
AZITROMICINA	10mg/kg/dia c/24h v.o./i.v. 3-6 dias 0.25ml/kg/dia	Zitromax suspensión, sobres y solución para perfusión iv
ERITROMICINA	30-50mg/kg/dia c/6-8h 1ml/kg/dia	Pantomicina sobres, comprimidos y suspensión
CLARITROMICINA	15mg/kg/dia c/12h v.o. Máx. 1g/dia	Klacid, Bremon, Kofron suspensión, sobres y comprimidos
CLOXACILINA	40-80mg/kg/dia c/6-8h 0.5-1ml/g/dosis	Orbenin®: jarabe 125mg/5ml (60ml); cápsulas 500mg
FOSFOMICINA	50-100mg/kg/dia c/8h	Fosfocina®: suspensión 250/5ml; cápsulas 500mg
FOSFOMICINA-TROMETANOL	2-3g/dia/2 dias 2g para 6-12 años 3g para >12 años	Monurol sobres
TRIMETOPRIMA-SULFAMETOXAZOL	8mg/kg/dia trimetoprima 40mg/kg/dia sulfametoxazol c/12h v.o. 1ml/kg/dia	Septrin pediátrico suspensión y comprimidos
CEFTRIAXONA	50-100mg/kg/dia c/24h i.m. o i.v.	Ceftrixona Normon inyectable Rocefalin inyectable
CEFIXIMA	8-12mg/kg/dia c/12-24h 5ml/10kg/dia (1toma)	Necopen, Denvar sobres y comprimidos suspensión

Antivirales, antiparasitarios, antifúngicos		
Fármacos	Dosis	Presentación
ACICLOVIR	40-80mg/kg/dia c/ 6h Crema 5aplica./dia/5dias	Zovirax susp., compr. Y crema
MEBENDAZOL	100-200mg/dia c/ 12-24h	Lomper susp. y comp.
METRONIDAZOL	20-50mg/kg/dia c/ 8-12h 0.5-1mg/kg/dia	Flagyl comp. y susp.
NISTATINA	100-400 mU/kg/dia c/6-12h	Mycostatin grageas, crema y suspensión
KETOCONAZOL	5mg/kg/dia c/24h No en <2años	Panfungol y Fungarest susp. y comp.

Psicofármacos		
Fármacos	**Dosis**	**Presentación**
DIAZEPAM	0.1-0.3mg/kg/dia c/8-12h Crisis 0.51mg/kg/dosis 1gota/kg/dosis	Stesolid microenemas; Diazepam prodes solución, comp. y supositorios Valium comp. e iny.
FENOBARBITAL	3-5mg/kg/dia c/ 12-24h	Luminaletas comp. Luminal comp e iny.
ÁCIDO VALPROICO	30mg/kg/diac/ 8-12h	Depakine solución y comprimidos
SULPIRIDE	5-10mg/kg/dia c/ 8h	Guastil, Dogmatil solución, cáps.e iny.

Antiestreñimiento		
Fármacos	**Dosis**	**Presentación**
LACTULOSA	5-20ml/dia c/12-24h	Duphalac sol. y sobres
LACTITOL	0,25-0,50g/kg/dia (puede aumentarse la dosis) c/ 24h	Oponaf y Emportal sol.

Begoña Hidalgo García.
María Navas Avellaneda.
Ramiro Aguilera Tejero.

Otros títulos de iMedPub:

- ***La Salud en los Medios*** por Roxana Tabakman.
- ***Redacción de Artículos Científicos en Ciencias de la Salud*** por Diego Camps.
- ***Cerebro, mente y conciencia. Un enfoque multidisciplinar*** de Alejandro Melo Florián.
- ***Casos Clínicos. Semiología y Publicación*** de Ricardo Correa y Christian Ortega.
- ***Recopilatorio de Criterios diagnósticos***, de Carlos Vázquez.
- ***Legitimo fibrocemento. Una historia de medicina y media de amor en San Carlos de Bariloche, Argentina*** la historia de la rotación de un MIR, Roberto Sánchez Sánchez, en tierras argentinas.

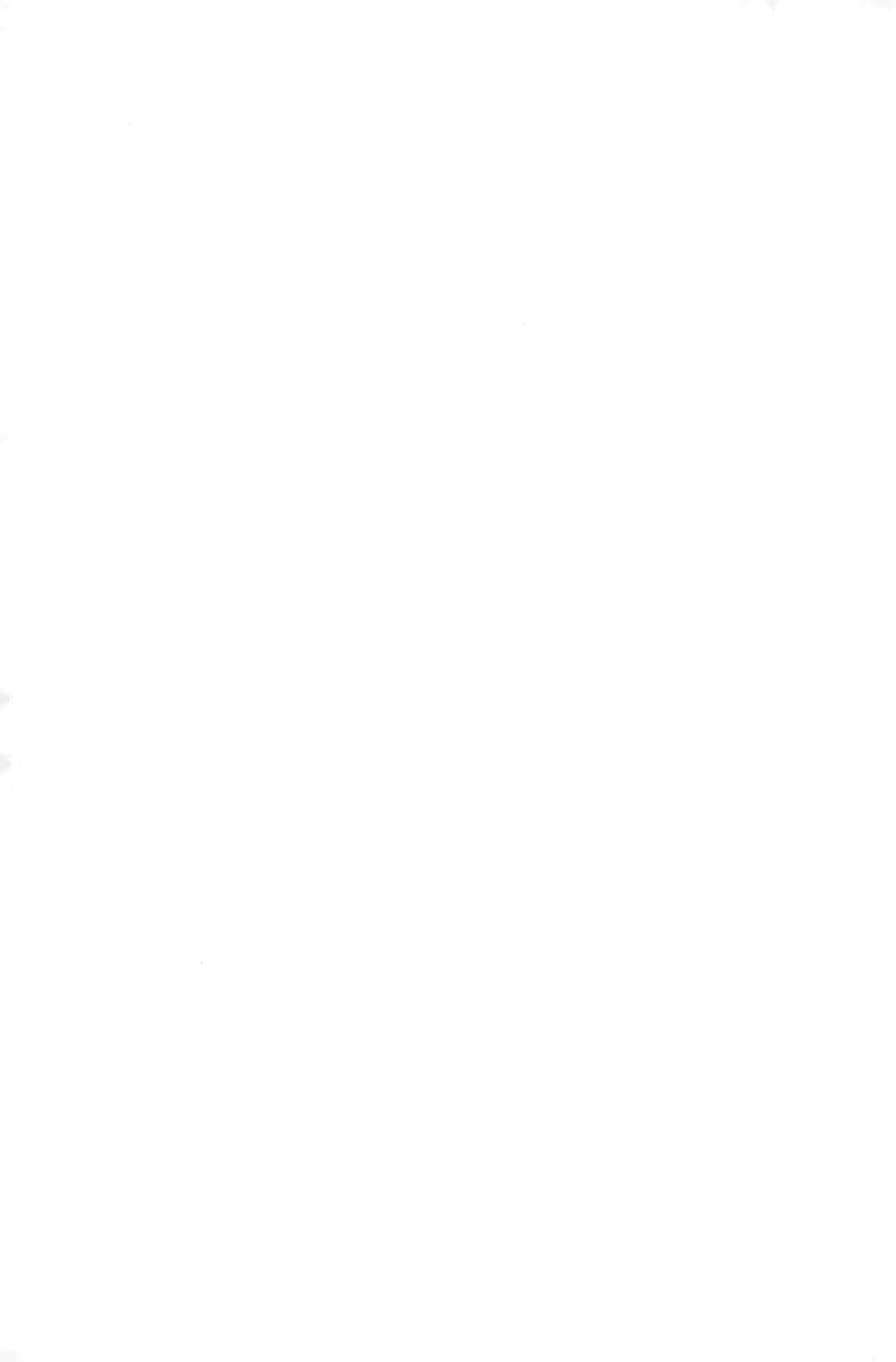

www.ingramcontent.com/pod-product-compliance
Lightning Source LLC
Chambersburg PA
CBHW070655290526
45790CB00001B/334

* 9 7 8 1 4 8 2 5 2 1 6 6 5 *